圣医

国医传世名方

吴鞠通

刘从明　主编

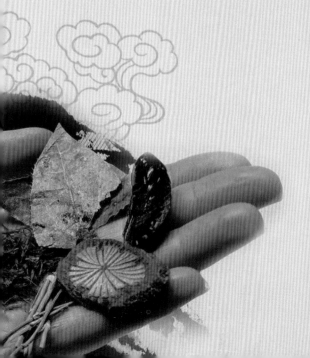

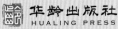
华龄出版社
HUALING PRESS

责任编辑：郑建军

责任印制：李未圻

图书在版编目（CIP）数据

温病圣医吴鞠通 / 刘从明主编 . -- 北京 ： 华龄出
版社 ， 2019.12

ISBN 978-7-5169-1587-5

Ⅰ．①温… Ⅱ．①刘… Ⅲ．①《温病条辨》－经方－
研究 Ⅳ．① R289.349

中国版本图书馆 CIP 数据核字（2019）第 299090 号

书　　名：温病圣医吴鞠通

作　　者：刘从明

出 版 人：胡福君

出版发行：华龄出版社

地　　址：北京市东城区安定门外大街甲 57 号　　　邮　　编：100011

电　　话：010-58122246　　　　　　　　　　传　　真：010-84049572

网　　址：http://www.hualingpress.com

印　　刷：北京彩虹伟业印刷有限公司

版　　次：2020 年 5 月第 1 版　　　2020 年 5 月第 1 次印刷

开　　本：710×1000　　1/16　　　　　　　　印　　张：13

字　　数：200 千字

定　　价：68.00 元

前言

　　吴瑭，字鞠通，江苏淮阴人（1758—1863），清代著名医家。他19岁时父亲因病去世，心中悲愤，以为"父病不知医，尚复何颜立天地间"，感到为人子而不懂得医学，就无法尽孝，于是立志学医。4年后，他的侄儿患了喉疾，请了大夫以后，使用冰硼散吹喉，可病情反而加重了，又请来几位大夫，非但没有治好，反而全身泛发黄疸而死。吴鞠通当时学医未成，深感痛心疾首，他的境遇竟与汉代张仲景感于宗族数百人死于伤寒而奋力钻研极其相似。吴鞠通发奋读书，精究医术，终成温病大家，取得了温病学派的最高成就。

　　吴瑭曾在北京检核《四库全书》，见到其中吴又可的《温疫论》，深感其论述宏阔有力，发前人之所未发，极有创见，又合于实情，便仔细研究，受到了很大的启发。他很推崇叶天士，但认为叶氏的理论"多南方证，又立论甚简，但有医案散见于杂证之中，人多忽之而不深究。"于是他在继承了叶天士理论的基础上参古博今，结合临证经验，撰写了《温病条辨》5卷，对温热病学说做了进一步的发挥。

　　吴瑭认为温病有9种，吴又可所说的温疫是其中最具传染性的一种，除此之外，还有其他8种温病，可以从季节及疾病表现上加以区分，这是对于温病较为完整的一种分类方法。书中创立了"三焦辨证"的学说，这是继叶天士发展了张仲景的六经辨证、创立卫气营血辨证方法之后，在中医理论和辨证方法上的又一创举。"三焦辨证"就是将人体"纵向"地分为上、中、下三焦。上焦以心肺为主，中焦以脾胃为主，下焦包括肝、肾、大小肠及膀胱。由此创立了一种新的人体脏腑归类方法，此法十分适用于温热病体系的辨证和治疗，有助于诊断明确，便于施治。而且确立了三焦的正常传变方式是由上而下的"顺传"途径，"温病由口鼻而入，鼻气通于肺，口气通于胃，肺病逆传则为心包，上焦病不治，则传中焦，胃与脾也；中焦病不治，则传下焦。始上焦，终下焦。"因此传变方式就决定了治疗原则："治上焦如羽，非轻不举；治中焦如衡，非降不安；治下焦如沤，非重不沉。"同时，吴氏对《伤寒论》的六经辨证，同样采取了积极采纳的态度，认为"伤寒六经由表入里，由浅入深，须横看；本节论三焦，由上及下，亦由浅入深，须竖看。"这些理论，虽然从立论方式和分析方法上有所不同，但实际上仍是对叶天士的卫气营血辨证法的继承，并对其进行了很大的发展，尤其是在对疾病变化的认识上，是可以权衡协调的，二者并无矛盾之处。同时，三焦辨证法也完善了叶天士卫气营血说的治疗法则。叶氏的《温热论》中没有收载足够的方剂，而吴鞠通的另一重大贡献，就是在《温病条辨》中为后人留下了许多优秀的实用方剂，像银翘散、桑菊饮、藿香正气散、清营汤、清宫汤、犀角地黄汤等，都是后世医家极为常用的方剂。现在临床上使用的方子，《温病条辨》方占十之八九。

吴瑭对中医学的贡献，在于对中医立法上的革新和理论上的完善，尤其对于温热性疾病的治疗，他对于理论的发挥和留下的诸多方剂，可以说使得中医的基本治法在外感病和热性病方面得到了进一步的完善。在划分中医"四大经典"的时候，有一种划法，就是将吴氏的《温病条辨》与《黄帝内经》《伤寒论》和《神农本草经》并列为中医必读的"四大经典"。可见该书在中医理论发挥上的重大意义。吴鞠通，是中国医学史上具有建设性的代表人物之一。

本书选编了《温病条辨》中的经典名方，每首方剂尽可能从方歌、方源、组成、用法用量、主治、功用、方义、方解、运用、历代医家方论等方面论述，以供大家学习和参考。书中收罗广博，详解略说，层次分明，图文并茂，深入浅出，使读者更好地熟悉、掌握《温病条辨》中组方原理及临床运用规律。

本书适合中医爱好者及中医临床医生阅读参考。需要指出的是，本书中出现的犀角、穿山甲、羚羊角、龙骨等现在已不再使用或使用其他替代品。

编　者

目录

上焦篇中的名方»

银翘散

【方歌】

> 银翘散主上焦疴，竹叶荆牛豉薄荷。
> 甘桔芦根凉解法，清疏风热煮无过。

【方源】　《温病条辨》："太阴风温、温热、温疫、冬温，初起恶风寒者，桂枝汤主之。但热不恶寒而渴者，辛凉平剂银翘散主之。"

【组成】　连翘、金银花各15克，苦桔梗、薄荷、牛蒡子各6克，竹叶、荆芥穗各4克，生甘草、淡豆豉各5克。

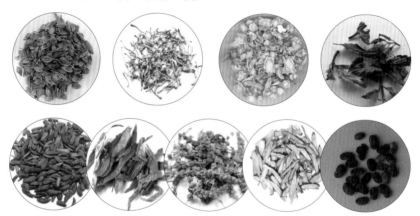

【用法】　共杵为散，每服六钱（18克），鲜苇根汤煎，香气大出，即取服，勿过煮。肺药取轻清，过煮则味厚而入中焦也。病重者约二时一服，日三服，夜一服；轻者三时一服，日二服，夜一服；病不解者，作再服。

【功用】　辛凉透表，清热解毒。

【主治】　温病初起。发热无汗，或有汗不畅，微恶风寒，头痛口渴，咳嗽咽痛，舌尖红，苔薄白或微黄，脉浮数。

【方义方解】　方中金银花、连翘辛凉轻宣，透泄散邪，清热解毒为君；薄荷、牛蒡子辛凉散风清热，荆芥穗、淡豆豉辛散透表，解肌散风为臣；桔梗、甘草以清热解毒而利咽喉为佐；竹叶、芦根清热除烦，生津止渴为使。诸药相合，共成辛凉解肌，宣散风热，除烦利咽之功。

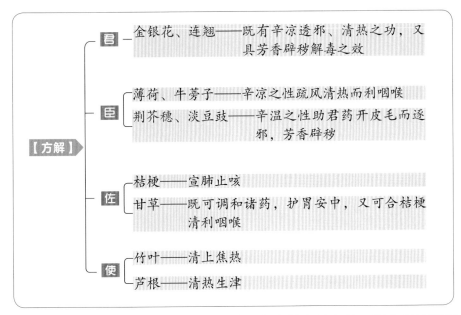

【方解】

君 — 金银花、连翘——既有辛凉透邪、清热之功，又具芳香辟秽解毒之效

臣 — 薄荷、牛蒡子——辛凉之性疏风清热而利咽喉
荆芥穗、淡豆豉——辛温之性助君药开皮毛而逐邪，芳香辟秽

佐 — 桔梗——宣肺止咳
甘草——既可调和诸药，护胃安中，又可合桔梗清利咽喉

使 — 竹叶——清上焦热
芦根——清热生津

　　本方配伍特点有二：一是辛凉之中配伍少量辛温之品，既有利于透邪，又不悖辛凉之旨。二是疏散风邪与清热解毒相配，具有外散风热、内清热毒之功，构成疏清兼顾，以疏为主之剂。

【运用】

　　1. **辨证要点**　《温病条辨》称本方为"辛凉平剂"，是治疗外感风热表证的常用方。临床应用以发热，微恶寒，咽痛，口渴，脉浮数为辨证要点。

　　2. **加减变化**　渴甚者，为伤津较甚，加天花粉生津止渴；项肿咽痛者，系热毒较甚，加马勃、玄参清热解毒，利咽消肿；衄者，由热伤血络，去荆芥穗、淡豆豉之辛温，加白茅根、侧柏炭、栀子炭凉血止血；

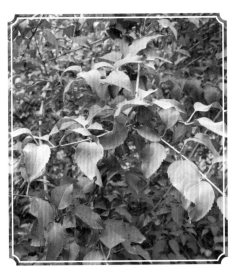

连翘

咳者，是肺气不利，加杏仁苦降肃肺以加强止咳之功；胸膈闷者，乃夹湿邪秽浊之气，加藿香、郁金芳香化湿，辟秽祛浊。

3. 现代运用 本方广泛用于急性发热性疾病的初起阶段，如感冒、流行性感冒、急性扁桃体炎、上呼吸道感染、肺炎、麻疹、流行性脑膜炎、乙型脑炎、腮腺炎等辨证属温病初起，邪郁肺卫者。皮肤病如风疹、荨麻疹、疮痈疔肿，亦多用之。

4. 使用注意 凡外感风寒及湿热病初起者禁用。因方中药物多为芳香轻宣之品，不宜久煎。

【方论精粹】

1.《温病条辨》："本方谨遵《内经》'风淫于内，治以辛凉，佐以苦甘；热淫于内，治以咸寒，佐以甘苦'之旨；又宗喻嘉言芳香逐秽之说，用东垣清心凉膈散，辛凉苦甘，病初起，且去入里之黄芩，勿犯中焦；加银花辛凉，芥穗芳香，散热解毒，牛蒡子辛平润肺，解热散结，除风利咽，皆手太阴药也。……此方之妙，预护其虚，纯然清肃上焦，不犯中下，无开门揖盗之弊，有轻以去实之能，用之得法，自然奏效。"

2. 张秉成《成方便读》："治风温、温热，一切四时温邪，病从外来，初起身热而渴，不恶寒，邪全在表者。此方吴氏《温病条辨》中之首方，所治之温病，与瘟疫之瘟不同，而又与伏邪之温病有别。此但言四时之温邪，病于表而客于肺者，故以辛凉之剂轻解上焦。银花、连翘、薄荷、荆芥皆辛凉之品，轻扬解散，清利上焦者也。豆豉宣胸化腐，牛蒡利膈清咽，竹叶、芦根清肺胃之热而下达，桔梗、甘草解胸膈之结而上行。此淮阴吴氏特开客气温邪之一端，实前人所未发耳。"

3. 李畴人《医方概要》："治温邪初起。以牛蒡宣利肺气而滑利窍；豆豉发越少阴陈伏之邪，为君。以银花、连翘甘凉轻清，宣泄上焦心肺之邪为臣。荆芥散血中之风；薄荷辛凉，宣肺胃之热而泄风；竹叶清心肺；甘、桔解毒开肺，载诸药上浮；芦根清胃热，合辛凉轻剂而治肺胃上焦风温，但热无寒。咳嗽不爽，加杏仁、象贝；口燥加花粉；热重加山栀、黄芩；脉洪口渴，石膏亦可加。吴氏以银翘散为主，治津气内虚之人。"

桑菊饮

【方歌】

> 桑菊饮中桔杏翘，芦根甘草薄荷饶。
> 清疏肺卫轻宣剂，风温咳嗽服之消。

【方源】 《温病条辨》："太阴风温，但咳，身不甚热，微渴者，辛凉轻剂桑菊饮主之。"

【组成】 杏仁、桔梗、苇根各 6 克，连翘 4.5 克，薄荷、甘草各 2.4 克，桑叶 7.5 克，菊花 3 克。

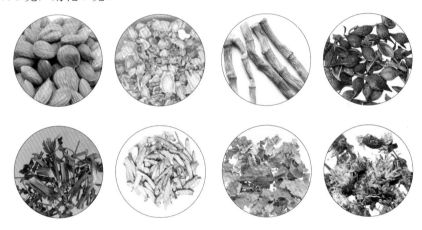

【用法】 用水 400 毫升，煮取 200 毫升，日二服。

【主治】 风温初起。但咳，身热不甚，口微渴，脉浮数。

【功用】 疏风清热，宣肺止咳。

【方义方解】 本方证为温热病邪从口鼻而入，邪犯肺络，肺失清肃，故以咳嗽为主症；受邪轻浅，可见身不甚热，口渴亦微。治当疏风清热，宣肺止咳。方中桑叶甘苦性凉，疏散上焦风热，且善走肺络，能清宣肺热而止咳嗽；菊花辛甘性寒，疏散风热，清利头目而肃肺，二药轻清灵动，直走上焦，协同为用，以疏散肺中风热见长，共为君药。薄荷辛凉，疏散风热，以助君药解表之力；杏仁苦降，肃降肺气；桔梗辛散，开宣肺气，与杏仁相合，一宣一降，以复肺脏宣降而能止咳,是宣降肺气的常用组合,三者共为臣药。连翘透邪解毒;芦根清热生津,为佐药。甘草调和诸药为使。诸药相伍,使上焦风热得以疏散,肺气得以宣降,则表证解、咳嗽止。

【运用】

1. **辨证要点** 本方是主治风热犯肺之咳嗽证的常用方剂。临床应用以咳嗽,发热不甚,微渴,脉浮数为辨证要点。

2. **加减变化** 若二三日后,气粗似喘,是气分热势渐盛,加石膏、知母以清解气分之热;若咳嗽较频,是肺热甚,可加黄芩清肺热;若咯痰黄稠,咯吐不爽,加瓜蒌、黄芩、桑白皮、贝母以清热化痰;咳嗽咯血者,可加白茅根、茜草根、牡丹皮凉血止血;若口渴甚者,加天花粉生津止渴;兼咽喉红肿疼痛,加玄参、板蓝根清热利咽。

3. **现代运用** 本方常用于感冒、急性支气管炎、上呼吸道感染、肺炎、急性结膜炎、角膜炎等属风热犯肺或肝经风热者。

4. **使用注意** 本方为"辛凉轻剂",故肺热甚者,当予加味后运用,否则病重药轻,药不胜病;若系风寒咳嗽,不宜使用。由于方中药物均系轻清之品,故不宜久煎。

【方论精粹】

《温病条辨》:"此辛甘化风,辛凉微苦之方也。盖肺为清虚之脏,微苦则降,辛凉则平,立此方所以避辛温也。今世金用杏苏散,通治四时咳嗽,不知杏苏散辛温,只宜风寒,不宜风温,且有不分表里之弊。……风温咳嗽,虽系小病,常见误用辛温重剂,销铄肺液,致久咳成痨者,不一而足。"

玉女煎去牛膝熟地加细生地玄参

【方歌】

> 太阴温病已非轻，气血燔时两不平。
> 玉女煎方原可变，石膏知母地玄冬。
> 牛膝趋下无从取，熟地偏温须易生。
> 咽病血伤虽未见，但防邪热入其营。

【方源】 《温病条辨》："太阴温病，气血两燔者，玉女煎去牛膝加玄参主之。"

【组成】 生石膏 30 克，知母、玄参各 12 克，细生地黄、麦冬各 18 克。

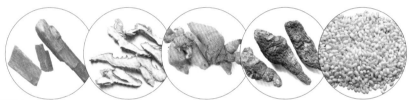

【用法】 上药用水 8 杯，煎煮成 3 杯，分 2 次服用。药渣可以再加水煮取 1 杯服用。

【功用】 清气凉血。

【主治】 春温、秋燥，壮热口渴，烦躁不宁，苔黄舌绛，或肌肤发斑，甚或吐血衄血，属气血两燔者。

【方义方解】 本方系从张景岳玉女煎加减而成。方用石膏、知母清气分之热；玄参、生地黄、麦冬凉营养阴。诸药合用，共奏气血两清之效。

【方论精粹】

《温病条辨》："气血两燔，不可专治一边，故选用张景岳气血两治之玉女煎。去牛膝者，牛膝趋下，不合太阴证之用。改熟地为细生地者，亦取其轻而不重，凉而不温之义，且细生地能发血中之表也。加玄参者。取其壮水制火，预防咽痛失血等证也。"

雪梨浆

【方歌】

> 温病条辨雪梨浆，切成薄片浸新凉。
> 浸过半日时时饮，风温热渴此最良。

【方源】 《温病条辨》："太阴温病，口渴甚者，雪梨浆沃之。"

【组成】 新鲜成熟大梨（削去皮）。

【用法】 用大碗盛凉水（最好是干净山泉水，可用纯净水、矿泉水代替），将梨薄切，浸入水中，少顷，水必甘美。但频饮其水，勿食其滓。

【功用】 清热生津。

【主治】 温热伤津，口渴甚者。

【方义方解】 本证因温热伤津所致，梨微寒味甜，能生津止渴、润燥化痰，清冷甘泉甘平清热，二者合用有滋阴清热之功效。

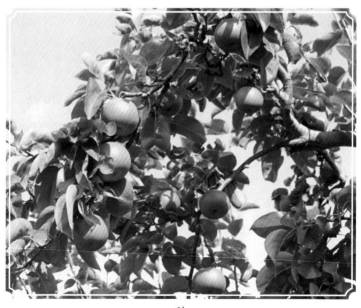

梨

五汁饮

【方歌】

> 更取麦冬同捣滤，冷服热饮善祛痰。
> 又疗瘴疟阴先病，阳气独发热不寒。
> 即或微寒亦多热，舌干口渴亦能安。
> 温病后期肌肤燥，溲时茎痛燥咳兼。
> 暮热脉数面微赤，皆当饮用莫迟延。

【方源】 《温病条辨》："太阴温病，口渴甚者，雪梨浆沃之；吐白沫黏滞不快者，五汁饮沃之。"

【组成】 梨汁30克，荸荠汁、藕汁（或用蔗浆）各20克，麦冬汁10克，鲜芦根汁25克。

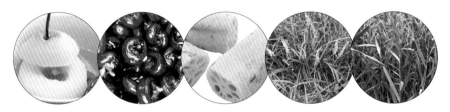

【用法】 取上五汁，临时斟酌多少，和匀凉服。不甚喜凉者，重汤炖温服。

【功用】 清热生津。

【主治】 温病热邪损伤津液，口中燥渴，咯吐白沫，质黏不爽，咽干，唇燥，舌红苔少，脉虚细数。

【方义方解】 温病的治疗，保津液即所以护正气，故有"存得一份津液，便有一份生机"之说。吴瑭谓："此甘寒救胃阴之方也"（《温病条辨》），其实肺胃阴伤，皆可应用。温病灼伤肺胃阴津，本方中五物皆选用鲜汁，取其甘寒退热、生津润燥之功，药效胜于采用饮片煎汤。梨汁甘凉滋润，清肺润燥，益胃生津，《重庆堂随笔·卷下》谓梨："凡烟火、煤火、酒毒，一切热药为患者，啖之立解。温热燥病及阴虚火炽，津液燔涸者，捣汁饮之立效。"鲜荸根汁甘寒清热，益胃生津，且清而不遏，滋而不腻，故养胃润燥而无留邪之弊。麦冬汁滋阴清热生津，入肺、胃经，亦能救肺胃津伤。热邪不独藕汁甘寒清热，凉血散瘀。五汁相须为用，共成甘寒生津、清热润燥之功。

【运用】

1. **辨证要点**　临床应用以口渴少津、咽干、唇燥、舌红、脉虚细数，为其辨证要点。杂病之津液损伤，见口渴、吐白沫而黏滞不爽者亦可用之。

2. **加减变化**　原书云："欲清表热，则加竹叶、连翘；欲泻阳明独胜之热，而保肺之化源，则加知母；欲救阴血，则加生地黄、玄参；欲宣肺气，则加杏仁；欲行三焦开邪出路，则加滑石。"

3. **现代运用**　可用于治疗高热后水—电解质平衡失调，又可用于治疗慢性消耗性疾病，如肺结核、癌症放疗后等病症。

【方论精粹】

1. 张秉成《成方便读》："治手太阴温病口渴者，此汤主之。夫温病之来，皆从口鼻而入，无不先伤肺胃。倘肺胃之阴素伤，则津枯液涸之象早见，一班急以甘寒之属滋液救焚，其无形之邪不清自解。故方中五物，皆用鲜汁，取其甘凉退热，而其力较干者煎汤为尤甚。且五物之中，虽皆属甘寒，而各自为用。如梨之清肺，芦之清胃，二味皆能流利大肠。温邪虽属无形，恐内有痰滞，荸荠可以消导之。热伤阴血，则血热相瘀，藕汁可以行散之。甘蔗甘平，和中养胃，一如方中用甘草之意，此亦善于立方者耳。"

2. 冉雪峰《历代名医良方注释》："此方为治温病热炽阴伤，津液损劫之后，大抵为邪正俱衰，邪热已解，余焰不炽，阴液大伤，行将亡阴而没。医林多以平淡置不深论，不知邪热肆虐，阴液过伤，此际苦寒既益共燥，呆补又滞其机，即虽投凉润，亦如水投石，阴不遽生，唯此五药用汁，取轻清之气，清凉之质……此说叶香岩已露其机，叶云：'液伤热炽，徒用煎剂无益。'此为叶氏疗温特出，诸家多未悟及领到。"

瓜蒂散

【方歌】

> 散方为首甜瓜蒂，巧配山栀小豆熬。
> 太阴胸痞二三日，痰涎壅盛此方疗。

【方源】 《温病条辨》："太阴病得之二三日，心烦不安；痰涎壅盛，胸中痞塞欲呕者，无中焦证，瓜蒂散主之，虚者加参芦。"

【组成】 甜瓜蒂 3 克，赤小豆（研碎）、栀子各 6 克。

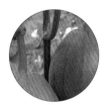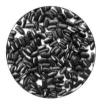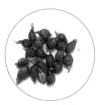

【用法】 上药用水 400 毫升，先煎瓜蒂、栀子，取 200 毫升，后入赤豆，煎至 160 毫升，先服 60 毫升，一时后不吐，再服尽。吐之未尽，烦满尚存者，再煎服。

【功用】 涌吐痰涎。

【主治】 瘟疫，痰涎留于上焦，胸膈满闷，心烦喜呕，欲吐不吐，腹不满，欲饮不能饮，欲食不能食。

【方义方解】 本证因痰阻胸膈所致，故用味苦的瓜蒂涌吐痰涎宿食；赤小豆味酸平，能祛湿除烦满；栀子轻清郁热。

【方论精粹】

《温病条辨》："瓜蒂，栀子之苦寒，合赤小豆之甘酸，所谓酸苦涌泻为阴，善吐热痰，亦在上者因而越之方也。"

清营汤去黄连

> 清营犀地元银麦，连翘丹黄竹叶心。
> 能疗烦渴目欠利，寐难舌赤暑厥阴。
> 更医暑痫忽痉厥，还治邪烧老幼身。
> 阳明温病舌黄燥，质绛不渴也当循。
> 寸大舌绛不渴者，除去黄连效更矜。

【方源】 《温病条辨》："太阴温病，寸脉大，舌绛而干，法当渴，今反不渴者，热在营中也，清营汤去黄连主之。"

【组成】 犀牛角（水牛角代）、玄参、麦冬、金银花各9克，生地黄15克，竹叶心3克，连翘（连心用）、丹参各6克。

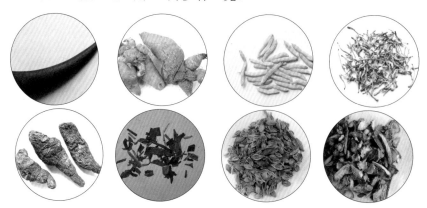

【用法】 用水1.6升，煮取600毫升，每服200毫升，一日3次。

【功用】 清营透热，养阴活血。

【主治】 温病。

【方义方解】 方中犀牛角（水牛角代）、生地黄清营凉血；金银花、连翘、竹叶心清热解毒，并透热于外，使入营之邪透出气分而解；热壅血瘀，故少配丹参活血消瘀以散热；邪热伤阴，故用麦冬、玄参养阴生津。

化斑汤

【方歌】

> 化斑汤用石膏元，粳米甘犀知母存。
> 或入银丹大青地，温邪斑毒治神昏。

【方源】 《温病条辨》："太阴温病，不可发汗，发汗而汗不出者，必发斑疹，汗出过多者，必神昏谵语。发斑者，化斑汤主之。"

【组成】 石膏30克，知母12克，犀牛角（水牛角代）6克，生甘草、玄参、白粳米各9克。

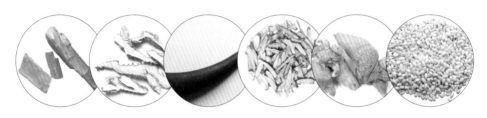

【用法】 上药以水800毫升，煮取300毫升，日间分3次服，滓再煮取200毫升，夜1服。

【功用】 清热凉血，化斑解毒。

【主治】 治温病发热，汗出过多，神昏谵语，皮肤发斑者。

【方义方解】 方用白虎汤清热生津，退气分之邪热而保津液，犀角清心凉血，以解血分之热毒，玄参凉血解毒养阴，清气凉血并重。

【运用】

1. **辨证要点** 主要用于治疗温病热邪入里，血热盛而气热犹炽的气血两燔证。临床应用以壮热口渴、头痛烦渴、神昏谵妄、肌肤发斑、舌绛苔黄，为其辨证要点。

2. **加减变化** 热伤血络，发斑兼见衄血者，加生地黄、牡丹皮、赤芍，增强凉血散血之力；神昏谵语重者，配合安宫牛黄丸、至宝丹等清心开窍；热毒炽盛，发斑而色绛紫暗者，加大青叶、紫草清营凉血散瘀；大便燥结，加大黄、芒硝泻火通便。

3. 现代运用　常用于治疗流行性出血热，过敏性紫癜，流行性乙型脑炎，血小板减少症，眼病等病症。

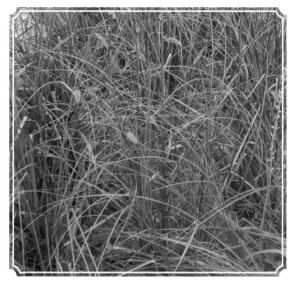

知母

【方论精粹】

1.《温病条辨》："此热淫于内，治以咸寒，佐以苦甘法也。前人悉用白虎汤作化斑汤者，以其为阳明证也。阳明主肌肉，斑家遍体皆赤，自内而外，故以石膏清肺胃之热，知母清金保肺而治阳明独胜之热，甘草清热解毒和中，粳米清胃热而保胃液，白粳米阳明燥金之岁谷也。本论独加玄参、犀角者，以斑色正赤，木火太过，其变最速，但用白虎燥金之品，清肃上焦，恐不胜任，故加玄参启肾经之气，上交于肺，庶水天一气，上下循环，不致泉源暴绝也。犀角咸寒，禀水木火相生之气，为灵异之兽，具阳刚之体，主治百毒蛊疰，邪鬼瘴气，取其咸寒，救肾水，以济心火，托斑外出，而又败毒辟瘟也。再病至发斑，不独在气分矣，故加二味凉血之品。"

2.《名老中医学术经验整理与继承》焦树德："中医学认为疹属肺、斑属胃，温病发斑为阳明邪热炽盛，入扰营血。阳明主肌肉，故遍身肌肉发生红斑。本方用白虎汤大清阳明邪热，又加玄参甘寒凉血解毒，清营血之热，并能益肾水以制火。犀角咸寒，解毒清火，辟瘟疫托毒外出。营血受热邪所扰，故心神不安。气分热清，营血毒解，温热发斑自愈，心神自安。"

清宫汤

【方歌】

清宫汤用五般心，邪入包络此堪清，玄参莲心鲜竹叶，连翘犀角主宣经，热痰竹沥兼梨汁，蒌壳痰清热亦清，解毒人中金汁好，银葛荷叶治神昏。

【方源】 《温病条辨》："太阴温病，不可发汗，发汗而汗不出者，必发斑疹，汗出过多者，必神昏谵语。……神昏谵语者，清宫汤主之。"

【组成】 玄参心、麦冬各9克，莲子心1.5克，竹叶卷心、连翘心、犀角尖（磨，冲）（水牛角代）各6克。

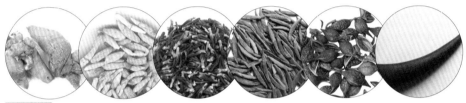

【用法】 水煎服。

【功用】 清心解毒，养阴生津。

【主治】 温病液伤，邪陷心包证。发热，神昏谵语。

【方义方解】 "宫"乃心之宫城，即心包。本方证乃温热之邪陷入心营，逆传心包所致，故原书用药特点是犀角取尖，余皆用心，意取同类相投，心能入心，即以清心包之热，补肾中之水，且以解毒辟秽。用于上证，可使心营热清，水火交融，热毒清解，心神得安。若与清营汤相较，则本方重在清心包之热，兼以养阴辟秽解毒，清营汤重在清营中之热，兼以透热转气，故所治各有不同。

方中水牛角、玄参清心解毒养阴为君；连翘、竹叶卷心以清心热为臣；莲子心、连心麦冬补养心肾之阴，共为佐使药。诸药合用，共成清热养阴之功。

【运用】

1. **辨证要点** 临床以身热、谵语、舌绛为辨证要点。

2. 加减变化　痰热盛，加竹沥、梨汁各 25 毫升；咯痰不清，加瓜蒌皮 4.5 克；热毒盛，加金汁、人中黄；渐欲神昏，加金银花 9 克、荷叶 6 克、石菖蒲 3 克。

3. 现代运用　用于热病神昏、急性重症肝炎和亚急性重症肝炎、流行性乙型脑炎、流行性脑脊髓膜炎、败血症等。

【方论精粹】

1.《温病条辨》："此咸寒甘苦法，清膻中之方也。谓之清宫者，以膻中为心之宫城也。俱用心者，凡心有生生不已之意，心能入心，即以清秽浊之品，便补心中生生不已之生气，救性命于微芒也。火能令人昏，水能令人清，神昏谵语，水不足而火有余，又有秽浊也。且离以坎为体，玄参味苦属水，补离中之虚；犀角灵异味咸，辟秽解毒，所谓灵犀一点通，善通心气，色黑补水，亦能补离中之虚，故以二物为君。莲心甘苦咸，倒生根，由心走肾，能使心火下通于肾，又回环上升，能使肾水上潮于心，故以为使。连翘象心，心能退心热；竹叶心锐而中空，能通窍清心，故以为佐。麦冬之所以用心者，《本经》称其主心腹结气，伤中伤饱，胃脉络绝，试问去心，焉能散结气，补伤中，通伤饱，续胃脉络绝哉？盖麦冬禀少阴癸水之气，一本横生，根颗连络，有十二枚者，有十四五枚者，所以然之故，手足三阴三阳之络，共有十二，加任之尾翳，督之长强，共十四，又加脾之大络，共十五，此物性合人身自然之妙也，唯圣人能体物象，察物情，用麦冬以通续络脉。命名与天冬并称门冬者，各主闭藏，门主开转，谓其有开合之功能也。其妙处全在一心之用，从古并未有去心之明文，张隐庵谓不知始自何人，相沿已久而不可改，瑭遍考始知自陶弘景始也，盖陶氏惑于诸心入心，能令人烦之一语，不知麦冬无毒，载在上品，久服身轻，安能令人烦哉！如参、术、芪、草，以及诸仁诸子，莫不有心，亦皆能令人烦而悉去之哉？陶氏之去麦冬心，智者千虑之失。此方独取其心，以散心中秽浊之结气，故以之为臣。"

2. 何廉臣《温热病方汇选》："此咸寒甘苦，清宣心宫之方也。玄参味苦质润，善补心中之液虚，犀角味咸解毒，善清心中之火盛，故以为君；连心麦冬，《本经》主心腹结气，胃脉络绝，其妙处全在一心之用，故以为臣；连翘象心，心能退心热，竹卷心锐而中空，能通窍清火，故以为佐；莲心甘苦微咸，其根倒生，由心走肾，能使心火下通于肾，又回环上升，能使肾水上潮于心，故以为使。此方独取其心，以散心中秽浊之结气，郁伏之邪火，故名曰清宫。"

安宫牛黄丸

【方歌】

> 安宫牛黄开窍方，芩连栀郁朱雄黄。
> 牛角珍珠冰麝箔，热闭心包功效良。

【方源】 《温病条辨》："太阴温病，不可发汗，发汗而汗不出者，必发斑疹，汗出过多者，必神昏谵语。神昏谵语者，牛黄丸、紫雪丹、局方至宝丹亦主之。"

【组成】 牛黄、郁金、犀角（水牛角代）、黄芩、黄连、雄黄、栀子、朱砂各30克，冰片、麝香各7.5克，珍珠15克，金箔为衣。

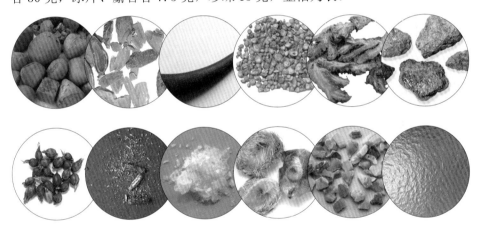

【用法】 本药为蜜丸制剂，大丸重3克，小丸重1.5克，金箔为衣（现有不用者），蜡护。大丸口服每次1丸，小丸每次2丸，病重者每日2～3次。昏迷不能口服者，可用温开水化开，鼻饲给药。小儿酌减。

【功用】 清热开窍，豁痰解毒。

【主治】 邪热内陷心包证。高热烦躁，神昏谵语，口干舌燥，痰涎壅盛，舌红或绛，脉数。亦治中风昏迷，小儿惊厥，属邪热内闭者。

【方义方解】 方中以牛黄清热解毒，豁痰开窍，息风止痉；犀角（水牛角代）咸寒，清营凉血，安神定惊；麝香芳香，通达经络，开窍醒神，共为君药。辅以黄芩、黄连、栀子苦寒泄降，泻火解毒以助牛黄、犀角（水牛角代）清泄心包之热；雄黄解毒豁痰；冰片、郁金通窍醒神，化痰开郁；朱砂、珍珠、金箔清心镇静安神，息风止痉定惊，共为佐使药。诸药合用共收清热解毒、豁痰开窍之效，为治疗高热神昏、中风痰迷的要药。

君	牛黄	清心解毒，息风定惊，豁痰开窍
	水牛角	清热解毒
	麝香	通行十二经，长于开窍醒神
臣	黄连	增加君药的清热解毒之力
	黄芩	
	栀子	
佐	冰片	加强麝香、牛黄的开窍之力
	郁金	
	雄黄	祛痰，有助于开窍
	朱砂	镇心安神
	珍珠	镇心安神
	金箔	镇静安神
使	蜜	赋形剂

【运用】

1. **辨证要点**　本方为治疗热陷心包证的常用方，亦是凉开法的代表方。凡神昏谵语属邪热内陷心包者，均可应用。临床应用以高热烦躁，神昏谵语，舌红或绛，苔黄燥，脉数有力为辨证要点。

2. **加减变化**　用《温病条辨》清宫汤煎汤送服本方，可加强清心解毒之力；若温病初起，邪在肺卫，迅即逆传心包者，可用金银花、薄荷或银翘散加减煎汤送服本方，以增强清热透解作用；若邪陷心包，兼有腑实，症见神昏舌短、大便秘结、饮不解渴者，宜开窍与攻下并用，以安宫牛黄丸2粒化开，调生大黄末9克内服，先服一半，不效再服；热闭证见脉虚，有内闭外脱之势者，急宜人参煎汤送服本方。

3. 现代运用　本方常用于流行性乙型脑炎、流行性脑脊髓膜炎、中毒性痢疾、尿毒症、肝昏迷、急性脑血管病、肺性脑病、颅脑外伤、小儿高热惊厥以及感染或中毒引起的高热神昏等属热闭心包者。

4. 使用注意　本方孕妇慎用。

【方论精粹】

1.《温病条辨》："此芳香化秽浊而利诸窍，咸寒保肾水而安心体，苦寒通火腑而泻心用之方也。牛黄得日月之精，通心主之神。犀角主治百毒，邪鬼瘴气。真珠得太阴之精，而通神明，合犀角补水救火。郁金草之香，梅片木之香，雄黄石之香，麝香乃精血之香，合四香以为用，使闭固之邪热温毒深在厥阴之分者，一齐从内透出，而邪秽自消，神明可复也。黄连泻心火，栀子泻心与三焦之火，黄芩泻胆、肺之火，使邪火随诸香一齐俱散也。朱砂补心体，泻心用，合金箔坠痰而镇固，再合真珠、犀角为督战之主帅也。"

2. 何廉臣："安宫牛黄丸最凉，瓜霜紫雪丹次之，犀珀至宝丹、牛黄清心丸、万氏牛黄丸、新定牛黄清心丸又次之。芳香开窍，辛凉透络，主治略同，而各有所长，临用对证斟酌可也。"

紫雪丹

【方歌】

> 紫雪犀羚朱朴硝，硝磁寒水滑和膏。
> 丁沉木射升玄草，更用赤金法亦超。

【方源】 《温病条辨》："太阴温病，不可发汗，发汗而汗不出者，必发斑疹，汗出过多者，必神昏谵语。神昏谵语者，牛黄丸、紫雪丹、局方至宝丹亦主之。"

【组成】 石膏、寒水石、磁石、滑石各1500克，犀角屑（水牛角代）、羚羊角屑、青木香、沉香、玄参、升麻各500克，甘草240克，朴硝5000克，硝石930克，麝香38克，朱砂90克，黄金3000克，丁香30克。

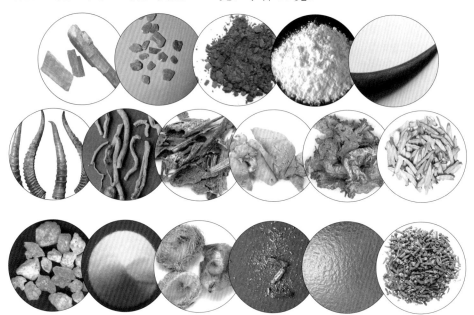

【用法】 制成散剂，每服0.9～1.5克，每日1～2次，冷开水调下。

【功用】 清热解毒，镇痉开窍。

【主治】 温热病，邪热内陷心包而致的高热烦躁、神昏谵语、痉厥、口渴唇焦，尿赤便闭，以及小儿热盛惊厥。

【方义方解】 本方证乃因热邪炽盛，内陷心包所致。治以清热解痉为主。方中用石膏、滑石、寒水石甘寒清热，并用羚羊角清肝息风以解痉厥，犀角清心以解毒，麝香芳香以开心窍，以上各药均为方中主要部分。玄参、升麻、甘草清热解毒，玄参并能养阴生津，朱砂、磁石、黄金重镇安神，青木香、丁香、沉香行气宣通，更用朴硝、硝石泄热散结，以上均为方中辅助部分。诸药合用，共奏清热解毒、息风镇痉、开窍安神之效。

【运用】

1. 辨证要点 临床应用以高热烦躁、神昏谵语、抽搐惊厥，为其辨证要点。

2. 加减变化 如见尿毒症昏迷，加大黄、六月雪、黑大豆、茯苓等煎汤送服；中毒性菌痢，合用白头翁汤煎汤送服；精神分裂症，加石菖蒲、远志、胆南星、丹参等煎汤送服；流行性乙型脑炎，合用清瘟败毒饮等煎汤送服。

3. 现代运用 常用于治疗流行性乙型脑炎，流行性脑脊髓膜炎，病毒性脑膜脑炎，猩红热，小儿高热惊搐，急性白血病高热，中毒性菌痢，小儿麻疹，斑疹伤寒，尿毒症昏迷，又用于治疗精神分裂症，急性扁桃体炎，肺结核咯血，癫痫及过敏性哮喘等病症。

4. 使用注意 孕妇忌服。

【方论精粹】

《温病条辨》："诸石利水火而通下窍。磁石、玄参补肝肾之阴，而上济君火。犀角、羚羊泻心、胆之火。甘草和诸药而败毒，且缓肝急。诸药皆降，独用一味升麻，盖欲降先升也。诸香化秽浊，或开上窍，或开下窍，使神明不致坐困于浊邪而终不克复其明也。丹砂色赤，补心而通心火，内含汞而补心体，为坐镇之用。诸药用气，硝独用质者，以其水卤结成，性峻而易消，泻火而散结也。"

局方至宝丹

【方歌】

> 至宝朱珀麝息香，雄玳犀角与牛黄。
> 金银两箔兼龙脑，开窍清热解毒良。

【方源】 《温病条辨》："太阴温病，不可发汗，发汗而汗不出者，必发斑疹，汗出过多者，必神昏谵语。神昏谵语者，牛黄丸、紫雪丹、局方至宝丹亦主之。"

【组成】 犀角（镑）（水牛角代）、朱砂（飞）、琥珀（研）、玳瑁（镑）各30克，牛黄、麝香各5克。

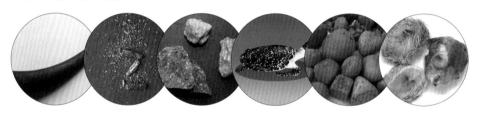

【用法】 以安息重汤炖化，和诸药为丸一百丸，蜡护。口服：必要时化服1丸，每日2次。脉弱体虚者，人参汤化服；痰涎壅盛者可用生姜汁化服。

【功用】 化浊开窍，清热解毒。

【主治】 痰热内闭之症，用于昏厥而见痰盛气粗、舌红苔黄垢腻、脉滑数者，中暑、中恶突然昏倒、胸闷欲绝者，中风、小儿惊厥属痰热内闭者，癫证痰结气郁而化热者。

【方义方解】 方中麝香芳香开窍醒神。牛黄豁痰开窍，合犀角清心凉血解毒。玳瑁清热解毒，镇惊安神，可增强牛黄、犀角清热解毒之力。琥珀助麝香通络散瘀而通心窍之瘀阻，并合朱砂镇心安神。

【运用】

1. **辨证要点** 临床应用以神昏谵语、身热烦躁、痰盛气粗、惊厥抽搐、舌红苔黄垢腻、脉滑数，为其辨证要点。

2. **加减变化**　临床神志昏迷、烦躁谵语等的患者，如兼有正气虚弱、脉象虚软的，可用人参煎汤化服；兼有汗出肢冷的，则为内闭外脱之象，另用人参、附子、龙骨、牡蛎等药煎服；痰热重者，另用天竺黄、南星、竹茹、瓜蒌、黄芩、桑白皮等药煎服；暑热重者，另用石膏、知母、竹叶、芦根、天花粉、六一散、金银花等药煎服。

3. **现代运用**　常用于流行性乙型脑炎、流行性脑脊髓膜炎、脑血管意外、中暑、肝昏迷、癫痫、尿毒症等疾病的治疗。

4. **使用注意**　孕妇忌用。阴虚阳盛所致的神昏谵语不宜服用，如需配用，必须加滋阴清热之品。

【方论精粹】

《温病条辨》："此方荟萃各种灵异，皆能补心体，通心用，除邪秽，解热结，共成拨乱反正之功。大抵安宫牛黄丸最凉，紫雪次之，至宝又次之，主治略同，而各有所长，临用对证斟酌可也。"

琥珀

药材档案

【别名】虎珀、老琥珀、血琥珀、琥珀屑。

【药材特征】琥珀：为不规则的块状、颗粒状或多角形，大小不一，块状者可长达6厘米。血红色（习称"血珀"）或黄棕色，表面不平，有光泽。质松脆，捻之即成粉末。气无，味淡，嚼之易碎无沙感。以火燃之易熔，爆炸有声，冒白烟，微有松香气。

煤珀：又称"黑琥珀"，通常为多角形不规则的块状物，少数呈滴乳状，大小不一。表面棕色至乌黑色，略有光泽，若将表面黑色部分除去，则呈透明或半透明玻璃样体。质坚硬，不易碎。气无，味淡，嚼之坚硬无沙感。

以色红、明亮、块整齐、质松脆、易碎者为佳。块碎小、质较硬、色暗棕者为次。本品不溶于酸，微溶于乙醚、氯仿及温热的酒精中。

【性味归经】甘，平。归心、肝、膀胱经。

【功效主治】镇惊安神，活血散瘀，利尿通淋。

普济消毒饮去升麻柴胡黄芩黄连方

【方歌】

> 普济消毒蒡芩连，甘桔蓝根勃翘玄。
> 升柴陈薄僵蚕入，大头瘟毒服之痊。

【方源】 《温病条辨》："温毒咽痛喉肿，耳前耳后肿，颊肿，面正赤，或喉不痛，但外肿，甚则耳聋，别名大头温、虾蟆温者，普济消毒饮去柴胡、升麻主之，初起一二日，再去芩、连，三四日加之佳。"

【组成】 连翘、玄参、金银花、桔梗各30克，薄荷、荆芥穗各9克，马勃12克，牛蒡子18克，僵蚕、板蓝根、甘草各15克。

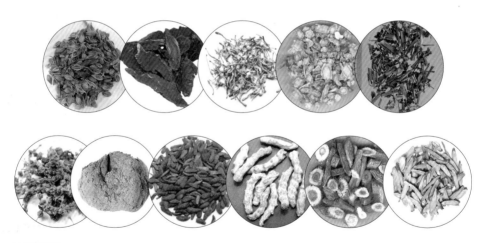

【用法】 上药一起研成细末，每次用18克，病重者用24克。用时以鲜芦根先煎成汤，再加上药放入煎，去渣服下，约每4小时服1次，病重者可以每2小时服一次。

【功用】 清热解毒，疏风散邪。

【主治】 大头瘟。恶寒发热，头面红肿灼痛，目不能开，咽喉不利，舌燥口渴，舌红苔白兼黄，脉浮数有力。

【方义方解】 本方主治大头瘟（原书称大头天行），乃感受风热疫毒之邪，壅于上焦，发于头面所致。风热疫毒上攻头面，气血壅滞，乃至头面红肿热痛，甚则目不能开。温毒壅滞咽喉，则咽喉红肿而痛。里热炽盛，津液被灼，则口渴。初起风热时毒侵袭肌表，卫阳被郁，正邪相争，故恶寒发热。舌苔黄燥，脉数有力均为里热炽盛之象。疫毒宜清解，风热宜疏散，病位在上宜因势利导。疏散上焦之风热，清解上焦之疫毒，故法当解毒散邪兼施而以清热解毒为主。方中牛蒡子、连翘、薄荷、僵蚕辛凉疏散头面风热；玄参、马勃、板蓝根有加强清热解毒之功；配甘草、桔梗以清利咽喉；陈皮理气疏壅，以散邪热郁结。诸药配伍，共收清热解毒、疏散风热之功。

【方论精粹】

《温病条辨》："瘟毒者，秽浊也。凡地气之秽，未有不因少阳之气而自能上升者，春夏地气发泄，故多有是证。秋冬地气，间有不藏之时，亦或有是证。人身之少阴素虚，不能上济少阳，少阳升腾莫制，亦多成是证。小儿纯阳火多，阴未充长，亦多有是证。咽痛者，经谓'一阴一阳结，谓之喉痹'。盖少阴少阳之脉，皆循喉咙，少阴主君火，少阳主相火，相济为灾也。耳前耳后颊前肿者，皆少阳经脉所过之地，颊车不独为阳明经穴也。面赤者，火色也。甚则耳聋者，两少阳之脉，皆入耳中，火有余则清窍闭也。治法总不能出李东垣普济消毒饮之外。其方之妙，妙在以凉膈散为主，而加化清气之马勃、僵蚕、银花，得轻可去实之妙；再加玄参、牛蒡、板蓝根，败毒而利肺气，补肾水以上济邪火；去柴胡、升麻者，以升腾飞越太过之病，不当再用升也，说者谓其引经，亦甚愚矣！凡药不能直至本经者，方用引经药作引，此方皆系轻药，总走上焦，开天气，肃肺气，岂须用升、柴直升经气耶？去黄芩、黄连者，芩连里药也，病初起未至中焦，不得先用里药，故犯中焦也。"

水仙膏

【方歌】

> 水仙膏用来拔毒，清热利痰皮肤敷。
> 温毒外肿及疮疡，涂后定会保健康。

【方源】　《温病条辨》："温毒外肿，水仙膏主之，并主一切痈疮。"

【组成】　水仙花根不拘多少。

【用法】　上药剥去老赤皮与根须，入石臼捣如膏。敷肿处，中留一孔出热气，干则易之，以肌肤上生黍米大小黄疮为度。

【功用】　清热解毒消肿。

【主治】　温毒外肿，一切毒疮。

【方义方解】　本品为石蒜科植物水仙的鳞茎。味苦、微辛，性寒，具有清热解毒、散结消肿之功效。

【方论精粹】

　　《温病条辨》："水仙花得金水之精，隆冬开花，味苦微辛，寒滑无毒，苦能升火败毒，辛能散邪热之结，寒能胜热，滑能利痰，其妙用全在汁之胶黏，能拔毒外出，使毒邪不致深入脏腑伤人也。"

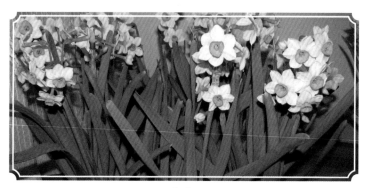

水仙

三黄二香散

【方歌】

> 三黄二香散谁传？乳没将军又柏连。
> 茶水香油先后敷，宜时应以水仙穿。

【方源】 《温病条辨》："温毒敷水仙膏后，皮间有小黄疮如黍米者，不可再敷水仙膏，过敷则痛甚而烂，三黄二香散主之。"

【组成】 黄连、黄柏、生大黄各30克，乳香、没药各15克。

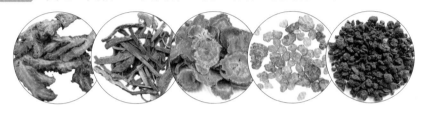

【用法】 以上各药都研为极细的粉末备用。开始时可用细茶泡的水调敷患处，如干后，再重新换药。也可再用香油调敷。

【功用】 清火解毒、消肿止痛。

【主治】 带状疱疹、颜面丹毒、流行性腮腺炎等疾病。

【方义方解】 本证病机为肺胃热毒，上攻头面。治宜清火解毒，消肿止痛。本方用黄连、黄柏、生大黄泻火解毒；用乳香、没药活血散瘀，消肿止痛。全方具有清火解毒、消肿止痛等作用。

【运用】

1. **辨证要点** 临床以始起憎寒发热，头面红肿，或伴咽喉疼痛，继则热势益增，口渴引饮，烦躁不安，头面热肿，舌赤苔黄，脉数实为辨证要点。

2. **现代运用** 用于颜面丹毒，流行性腮腺炎，流行性出血热（低血压休克期），败血症，糖尿病，艾滋病等。

新加香薷饮

【方歌】

> 新加香薷饮连翘，银花厚朴扁豆花。
> 五味相伍祛暑剂，解表化湿和中求。

【方源】 《温病条辨》："指形似伤寒，右脉洪大，左手反小，面赤口渴而言。但以汗不能自出，表实为异，故用香薷饮发暑邪之表也。"

【组成】 香薷、扁豆花、厚朴各6克，金银花、连翘各9克。

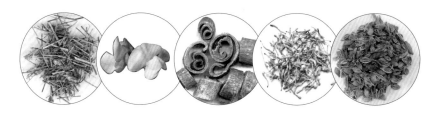

【用法】 水煎服。每日1剂，日服2次。

【功用】 解表祛暑，化湿和中。

【主治】 伤暑感冒，症见发热、微恶风寒、烦渴、汗出、头痛、呕恶、腹泻、尿黄、脉濡数等。

【方义方解】 本证病机为暑湿内蕴，寒邪束表。治宜疏表散寒，涤暑化湿。方用香薷解表祛暑为主药；配以扁豆花、厚朴和中化湿，金银花、连翘清热解毒，均为辅药。此方既能发汗解热，又能抑菌、抗病毒，并可健胃、利尿，故有祛暑化湿之功。

【运用】

1. **辨证要点** 本方为辛温与辛凉合剂，是为暑湿内蕴而兼寒邪外束之证而设，临床以发热恶寒、头痛无汗、身重酸痛、面赤口渴、苔腻为证治要点。

2. **加减变化** 暑热重者，加青蒿、滑石以清热解暑；里热炽盛者，可加大黄以清热泻火；湿偏重者，加藿香、茯苓以化湿利水。

3. **现代运用** 用于夏季感冒,脊髓灰质炎,乙型脑炎,斑疹伤寒,暑季咳嗽,急性发热症,低血钾症等。

4. **使用注意**

（1）若汗自出者，不可用之；用后汗出，勿再服，以免过汗伤阴。

（2）使用本方，一般不宜热饮。

（3）本方药含有较多挥发性成分，故不宜久煎。

【方论精粹】

1. 薛生白《温热经纬·薛生白湿热病篇》："用其香薷辛温以散阴邪而发越阳气,厚朴之苦温以除湿邪,而通行滞气,扁豆甘淡,利水和中,倘无寒热之表证,即无取香薷之辛温走窜矣。无腹痛吐利之里证,亦无取厚朴、扁豆之疏滞和中矣。"

2. 张秉成《成方便读》："夫夏月暑热炎蒸,人在气交之中,似乎得风则爽,何得有暑风之证？然风有虚邪贼风,从克贼之方来者,皆能致病,故感之者,即见发热无汗之表证。香薷辛温芳香,能由肺之经而达其络,以解外感之风邪。鲜扁豆花产于夏月,凡夏月所生之物,均能解暑,又凡花皆散,且轻清入肺,又能保液存阴。连翘、银花,辛凉解散,以清上焦之暑热。厚朴辛温苦降,能散能宣,燥湿而除满,以暑必兼湿。故治暑方中,每加厚朴,相须佐使,用其廓清胸中之湿,使暑热自离而易解耳,决无治上犯中、治热用温之害也。"

3. 冉先德《历代名医良方注释》："本方名'新加'者,此即香薷散加银花、连翘,改扁豆为鲜扁豆花组成,与香薷散相比,香薷散治暑令之寒湿,本方则治暑兼清湿热。方中银花、连翘、扁豆花辛凉透表,祛暑清热；香薷、厚朴祛暑化湿,且香薷能增强银花、连翘之发汗解表之力。五药合用,辛凉透达,涤暑清热,共成治暑兼清湿热之剂。"

生脉散

【方歌】

> 生脉麦冬五味参，保肺清心治暑淫。
> 气少汗多兼口渴，病危脉绝急煎斟。

【方源】 《温病条辨》："手太阴暑温，或已经发汗，或未发汗，而汗不止，烦渴而喘，脉洪大有力者，白虎汤主之；脉洪大而芤者，白虎加人参汤主之；身重者，湿也，白虎加苍术汤主之；汗多脉散大，喘咳欲脱者，生脉散主之。"

【组成】 人参 9 克，麦冬（不去芯）6 克，五味子 3 克。

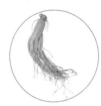 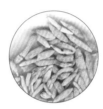 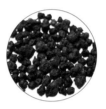

【用法】 长流水煎，不拘时服（现代用法：水煎服）。

【功用】 益气生津，敛阴止汗。

【主治】

1. 温热、暑热，耗气伤阴证。汗多神疲，体倦乏力，气短懒言，咽干口渴，舌干红少苔，脉虚数。

2. 久咳伤肺，气阴两虚证。干咳少痰，短气自汗，口干舌燥，脉虚细。

【方义方解】 本方所治为温热、暑热之邪，耗气伤阴，或久咳伤肺，气阴两虚之证。温暑之邪袭人，热蒸汗泄，最易耗气伤津，导致气阴两伤之证。肺主皮毛，暑伤肺气，卫外失固，津液外泄，故汗多；肺主气，肺气受损，故气短懒言、神疲乏力。阴伤而津液不足以上承，则咽干口渴。舌干红少苔，脉虚数或虚细，乃气阴两伤之象。咳嗽日久伤肺，气阴不足者，亦可见上述征象，治宜益气养阴生津。方中人参甘温，益元气，补肺气，生津液，是为君药。麦冬甘寒养阴清热，润肺生津，用以为臣。人参、麦冬合用，则益气养阴之功益彰。

五味子酸温，敛肺止汗，生津止渴，为佐药。诸药合用，一补一润一敛，益气养阴，生津止渴，敛阴止汗，使气复津生，汗止阴存，气充脉复，故名"生脉"。

【运用】

1. **辨证要点** 本方是治疗气阴两虚证的常用方，临床应用以体倦，气短，咽干，舌红，脉虚为辨证要点。

2. **加减变化** 方中人参性味甘温，若属阴虚有热者，可用西洋参代替；病情急重者全方用量宜加重。

3. **现代运用** 本方常用于肺结核、慢性支气管炎、神经衰弱所致咳嗽和心烦失眠，以及心脏病心律不齐属气阴两虚者。

4. **使用注意** 若属外邪未解，或暑病热盛，气阴未伤者，均不宜用。久咳肺虚，亦应在阴伤气耗，纯虚无邪时，方可使用。

【方论精粹】

1.《温病条辨》："汗多而脉散大，其为阳气发泄太甚，内虚不可留恋可知。生脉散酸甘化阴，守阴所以留阳，阳留，汗自止也。以人参为君，所以补肺中元气也。"

2. 柯韵伯《古今名医方论》："肺为娇脏，而朝百脉，主一身元气者也。形寒饮冷则伤肺，故伤寒有脉结代与脉微欲绝之危。暑热刑金则伤肺，故伤热有脉来虚散之足虑。然伤寒是从前来者，为实邪，故虽脉不至，而可复可通；伤热是从所不胜来者，为贼邪，非先从滋化其源，挽回于未绝之前，则一绝而不可复。此孙真人为之急培元气，而以生脉名方也。麦冬甘寒，清权衡治节之司；人参甘温，补后天营卫之本；五味酸温，收先天天癸之原。三气通而三才立，水升火降，而合既济之理矣。仲景治伤寒有通脉、复脉二法。少阴病里寒外热，下利清谷，脉微欲绝者，制通脉四逆汤，温补以扶阳。厥阴病外寒内热，心动悸，脉结代者，制复脉汤，凉补以滋阴。同是伤寒，同是脉病，而寒热异治者，一挽坎阳之外亡，一清相火之内炽也。生脉散，本复脉立法，外无寒，故不用姜、桂之辛散；热伤无形之气，未伤有形之血，故不用地黄、阿胶、麻仁、大枣，且不令其泥膈而滞脉道也。心主脉而苦缓，急食酸以收之，故去甘草而加五味矣。脉资始于肾，资生于胃，而会于肺。仲景二方重用甘草者，全赖中焦谷气，以通之复之，非有待于生也。此欲得下焦天癸之元气以生之，故不藉甘草之缓，必取资于五味之酸矣。"

白虎加苍术汤

【方歌】

> 白虎膏知甘草粳，气分大热此方清。
> 湿温身重汗出多，白虎汤方加苍术。

【方源】 《温病条辨》："身重者，湿也，白虎加苍术汤主之。"

【组成】 知母 180 克，炙甘草 60 克，石膏 500 克，苍术 90 克，粳米 90 克。

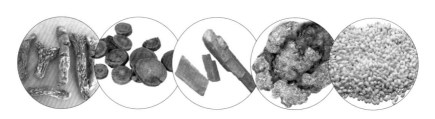

【用法】 上锉如麻豆大。每服 15 克，用水 250 毫升，煎至 200 毫升，去滓，温服。

【功用】 清热祛湿。

【主治】 湿温病，身热胸痞，多汗，舌红苔白腻。

【方义方解】 知母气味苦寒，入足阳明；甘草气味甘平，入足太阴；石膏气味辛寒，入手太阴、足阳明；苍术气味苦辛温，入足太阴；白粳米气味甘平，入手足太阴。此治暑湿相搏而为湿温病者。以苦寒。辛寒之药清其暑，以辛温雄烈之药燥其湿，而以甘平之药缓其中，则贼邪、正邪皆却，病自安矣。

【运用】

1. **辨证要点** 临床以壮热面赤，烦渴，汗多尿少，脘痞身重，苔黄微腻，脉洪大为辨证要点。

2. **现代运用** 用于伤寒、副伤寒，脊髓灰质炎，风湿热等。

清络饮

【方歌】

> 清络饮用荷叶边，竹丝银扁翠衣添。
> 鲜用辛凉轻清剂，暑伤肺络用之煎。

【方源】 《温病条辨》："手太阴暑温，发汗后暑证悉减，但头微胀，目不了了，余邪不解者，清络饮主之。""凡暑伤肺经气分之轻证皆可用之。"

【组成】 鲜荷叶边、鲜金银花、西瓜翠衣、丝瓜皮、鲜竹叶芯各6克，鲜扁豆花1枝。

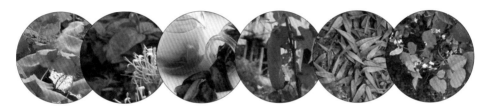

【用法】 用水400毫升，煮取200毫升，一日2服。或煎汤代茶，预防暑病。

【功用】 祛暑清热。

【主治】 暑伤肺经气分轻证。身热口渴不甚，头目不清，昏眩微胀，舌淡红，苔薄白。

【方义方解】 本方主治暑伤肺经气分，暑热轻微，津伤未甚之证。因其邪浅病轻，故身热口渴不甚。暑热上扰清窍，乃致头目不清、昏眩微胀。舌淡红，苔薄白亦为邪浅病轻之象。微暑伤人，治则不必重剂，只宜辛凉芳香轻药祛暑清热，以免药过病所。方用鲜金银花辛凉芳香，清解暑热；鲜扁豆花芳香清散，解暑化湿，共为君药。西瓜翠衣清热解暑，生津解渴；丝瓜络清肺透络，共为臣药。鲜荷叶用边者，取其祛暑清热之中而有舒散之意；暑气通心，故又用鲜竹叶心清心而利水，共为佐使药。诸药合用，药性清凉芳香，轻清走上，有清透肺中暑热之效。方中六药多用鲜者，取其气清芬芳，清解暑热之效更优。

本方亦可用以代茶，预防暑病。

君	鲜金银花	清解暑热	诸药合用，共奏祛暑清热之功
	鲜扁豆	解暑化湿	
臣	西瓜翠衣	清热解暑，生津解渴	
	丝瓜络	清肺透络	
佐使	鲜荷叶	祛暑清热	
	鲜竹叶心	清心利水	

【运用】

1. **辨证要点**　本方是治疗暑热伤肺轻证的常用方。临床应用以身热口渴不甚，头目不清，舌苔薄白为辨证要点。

2. **加减变化**　本方既可治暑伤肺络，也可煎汤代茶以预防暑病。若暑温伤肺、咳而无痰、咳声高者，可加杏仁、麦冬、沙参以利肺气，养肺阴；或加桔梗、甘草以开提肺气，清肺热。若身热较甚，可加石膏。

3. **现代应用**　用于夏月中暑、小儿夏季热等属于暑伤气分轻症者。

4. **使用注意**　本方的适应证是暑温中的轻浅之证。若暑温表寒较重，或热渴大汗，或汗多脉散大，喘咳欲脱者，均不宜使用本方。

【方论精粹】

1.《温病条辨》："即日余邪，不可用重剂明矣，只以芳香轻药清，肺络中余邪足矣。倘病深而入中下焦，又不可以浅药治深病也。"

2. 何廉臣《温热病方汇选》："此方辛凉芳香，清肃余邪，故用扁豆花、银花、西瓜翠衣、荷、丝、竹三叶，皆系清暑轻品，以解肺络中无形之热。凡暑伤肺经气分之轻症，皆可用之。叶天士先生所谓'清肺轻剂'是也。方亦从叶案套出，如但咳无痰，咳声清高者，加霜桑叶、甜杏仁各二钱，原麦冬一钱，知母一钱五分，利肺气以保肺阴。"

清络饮加甘桔甜杏仁麦冬知母方

【方歌】

> 暑伤气分咳无痰，清络须加桔梗甘。
> 知母麦冬叭哒杏，声音清亮火邪干。

【方源】 《温病条辨》："手太阴暑温，但咳无痰，咳声清高者，清络饮加甘草、桔梗、甜杏仁、麦冬、知母主之。"

【组成】 鲜荷叶边、鲜金银花、西瓜翠衣、丝瓜皮、鲜竹叶心、桔梗、甜杏仁、知母各6克，麦冬9克，甘草3克，鲜扁豆花1枝。

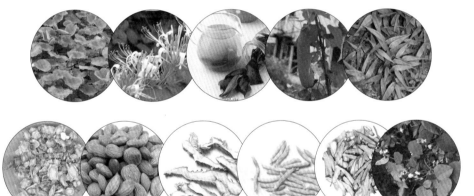

【用法】 水煎服。

【功用】 清肺热，利肺气，保肺阴。

【主治】 手太阴暑湿，但咳无痰，咳声清高者。

【方义方解】 咳而无痰，偏于火而兼湿，用清络饮清肺络中无形之热，加甘草、桔梗开提，甜杏仁利肺而不伤气，麦冬、知母保肺阴而制火。

清营汤

【方歌】

> 清营汤是鞠通方，热入心包营血伤。
> 角地银翘玄连竹，丹麦清热佐之良。

【方源】 《温病条辨》："脉虚夜寐不安，烦渴舌赤，时有谵语，目常开不闭，或喜闭不开，暑入手厥阴也。手厥阴暑温，清营汤主之。"

【组成】 犀角（水牛角代）、玄参、麦冬、金银花9克，生地黄15克，竹叶心3克，连翘（连心用）、丹参各6克。

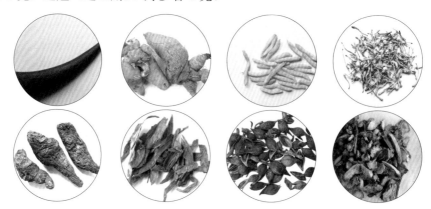

【用法】 用水1.6升，煮取600毫升，每服200毫升，一日3次。

【功用】 清营解毒，透热养阴。

【主治】 热入营分证。身热夜甚，神烦少寐，时有谵语，目常喜开或喜闭，口渴或不渴，斑疹隐隐，脉细数，舌绛而干。

【方义方解】 本方证乃邪热内传营分，耗伤营阴所致。邪热传营，伏于阴分，入夜阳气内归营阴，与热相合，故身热夜甚。营气通于心，热扰心营，故神烦少寐、时有谵语。邪热深入营分，则蒸腾营阴，使血中津液上潮于口，故本应口渴而反不渴。若邪热初入营分，气分热邪未尽，灼伤肺胃阴津，则必见身热口渴、苔黄燥。目喜开、闭不一，是为火热欲从外泄，阴阳不相既济所致。斑疹隐隐，乃热伤血络，血不循经，溢出脉外之征。舌绛而干，脉数，亦为热伤营阴之象。遵《素问·至真要大论》"热淫于内，治以咸寒，佐以甘苦"之旨，治宜咸寒清营解毒为主，辅以透热养阴。

故方用苦咸寒之水牛角清解营分之热毒，为君药。热伤营阴，又以生地黄凉血滋阴、麦冬清热养阴生津、玄参滋阴降火解毒，三药共用，既可甘寒养阴保津，又可助君药清营凉血解毒，共为臣药。君臣相配，咸寒与甘寒并用，清营热而滋营阴，祛邪扶正兼顾。温邪初入营分，故用金银花、连翘、竹叶清热解毒，轻清透泄，使营分热邪有外达之机，促其透出气分而解，此即"入营犹可透热转气"之具体应用；黄连苦寒，清心解毒；丹参清热凉血，并能活血散瘀，可防热与血结。上述五味均为佐药。本方的配伍特点是以清营解毒为主，配以养阴生津和"透热转气"，使入营之邪透出气分而解，诸症自愈。

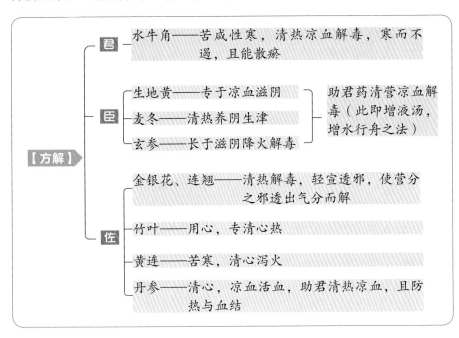

【方解】

君——水牛角——苦咸性寒，清热凉血解毒，寒而不遏，且能散瘀

臣——生地黄——专于凉血滋阴
麦冬——清热养阴生津
玄参——长于滋阴降火解毒
——助君药清营凉血解毒（此即增液汤，增水行舟之法）

佐——金银花、连翘——清热解毒，轻宣透邪，使营分之邪透出气分而解
竹叶——用心，专清心热
黄连——苦寒，清心泻火
丹参——清心，凉血活血，助君清热凉血，且防热与血结

【运用】

1. **辨证要点**　本方为治疗温热病邪传入营分的代表方剂。以身热夜甚、时有谵语、斑疹隐隐、舌绛而干、脉数为辨证要点。

2. **加减变化**　寸脉大、舌干较甚者，可去黄连，以免苦燥伤阴；兼热痰，可加天竺黄、竹沥、川贝母之属，清热涤痰；热陷心包而窍闭神昏者，可与安宫牛黄丸或至宝丹合用以清心开窍；营热动风而见痉厥抽搐者，可配用紫雪，或酌加钩藤、羚羊角、地龙以息风止痉；营热多系由气分传入，如气分热邪犹盛，可重用连翘、金银花、黄连，或更加知母、石膏，及板蓝根、大青叶，贯众之属，增强清热解毒的功效。

3. **现代运用**　本方常用于乙型脑炎、流行性出血热、流行性脑脊锈膜炎、斑疹伤寒、败血症、肠伤寒等属营分热证者。

4. **使用注意**　方中犀角现已禁用，临床可用水牛角代，但药量宜重，每剂需30克以上。本方使用时须注意舌诊，舌绛苔白滑者，此为湿遏热伏之象，不可误投本方。

【方论精粹】

　　张秉成《成方便读》："……方中犀角、黄连，皆入心而清火。犀角有清灵之性，能解夫疫毒；黄连具苦降之质，可燥乎湿邪，二味为治温之正药。热犯心包，营阴受灼，故以生地、玄参滋肾水，麦冬养肺金，而以丹参领之入心，皆得遂其增液救焚之助。连翘、银花、竹叶心三味，皆能内彻于心，外通于表，辛凉清解，自可神安热退，邪自不留耳。"

清络饮加杏仁薏仁滑石汤

【方歌】

暑瘵唯疗吐血多，舌白不渴热寒舍。
清络饮中加杏苡，滑石为末细吟哦。

【方源】　《温病条辨》："暑温寒热，舌白不渴、吐血者，名曰暑瘵，为难治，清络饮加杏仁、薏苡仁、滑石汤主之。"

【组成】　鲜荷叶边、鲜金银花、西瓜翠衣、丝瓜皮、鲜竹叶心、杏仁各6克，滑石末、薏苡仁各9克，鲜扁豆花1枝。

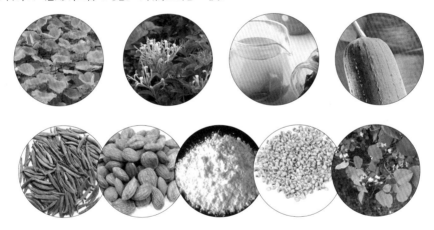

【用法】　用水400毫升，煮取200毫升，一日2服。

【功用】　清透络热，利气化湿。

【主治】　暑伤肺经气分轻证。身热口渴不甚，头目不清，昏眩微胀，舌淡红，苔薄白。

【方义方解】　方中扁豆花、金银花、西瓜翠衣、荷、丝、竹三叶，皆系清暑轻品，以解肺络中无形之热；杏仁利肺气；薏苡仁、滑石利在里之湿。

加减生脉散

【方歌】

> 表虚暑热血中侵，舌赤汗多渴不禁。
> 须用丹皮兼五味，麦冬生地合沙参。

【方源】 《温病条辨》："太阴伏暑，舌赤口渴汗多，加减生脉散主之。此邪在血分而表虚之证也。"

【组成】 沙参9克，麦冬6克，五味子3克，牡丹皮6克，生地黄9克。

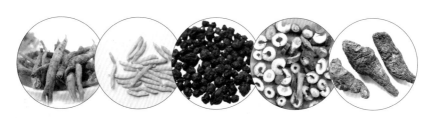

【用法】 每日1剂，水煎2次，分2次服。

【功用】 养阴生津，凉血清热。

【主治】 太阴伏暑，邪在血分而表虚，舌赤，口渴，汗多。

【方义方解】 此方用于伏暑邪在血分而出现表虚的口渴汗多、舌赤的证候。此方即于生脉散中去甘温之人参，易以甘凉补阴之沙参，再加甘寒之牡丹皮、生地养阴清暑，滋液生津。全方酸甘化阴，补阴救液，既清解伏于血分、过时而发的暑热之邪，又能滋阴生津，解渴止汗。

【运用】

1. **辨证要点** 临床以表虚，舌赤，口渴，汗多为辨证要点。

2. **加减变化** 若兼有痰湿，舌苔白腻者，加瓜蒌、莲白、半夏；舌苔黄腻有痰热者，加瓜蒌、黄连、半夏；舌红，少苔或无苔，加玄参、玉竹。

三仁汤

【方歌】

> 三仁杏蔻薏苡仁，朴夏白通滑竹伦。
> 水用甘澜扬百遍，湿温初起法堪遵。

【方源】 《温病条辨》："头痛恶寒，身重疼痛，舌白不渴，脉弦细而濡，面色淡黄，胸闷不饥，午后身热，状如阴虚，病难速已，名曰湿温。汗之则神昏耳聋，甚则目瞑不欲言。下之则洞泄，润之则病深不解。长夏深秋冬日同法，三仁汤主之。"

【组成】 杏仁、半夏各15克，飞滑石、生薏苡仁各18克，白通草、白蔻仁、竹叶、厚朴各6克。

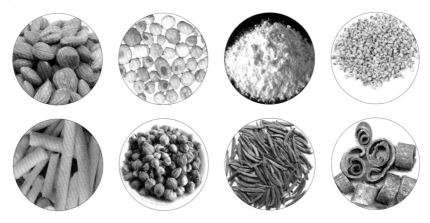

【用法】 甘澜水8碗，煮取3碗，每服1碗，一日3服。

【功用】 宣畅气机，清利湿热。

【主治】 湿温初起及暑温夹湿。头痛恶痛，身重疼痛，面色淡黄，胸闷不饥，午后身热，苔白不渴，脉弦细而濡。

【方义方解】 本方是治疗湿温初起，邪在气分，湿重于热的常用方剂。究其病因，一为外感时令湿热之邪；一为湿饮内停，再感外邪，内外合邪，酿成湿温。

诚如薛生白所言："太阴内伤，湿饮停聚，客邪再至，内外相引，故病湿热"（《温热经纬》）。卫阳为湿邪遏阻，则见头痛恶寒；湿性重浊，故身重疼痛、肢体倦怠；湿热蕴于脾胃，运化失司，气机不畅，则见胸闷不饥；湿为阴邪，旺于申酉，邪正交争，故午后身热。其证颇多疑似，每易误治，故吴瑭于《温病条辨》中明示"三戒"：一者，不可见其头痛恶寒，以为伤寒而汗之，汗伤心阳，则神昏耳聋，甚则目瞑不欲言；二者，不可见其中满不饥，以为停滞而下之，下伤脾胃，湿邪乘势下注，则为洞泄；三者，不可见其午后身热，以为阴虚而用柔药润之，湿为胶滞阴邪，再加柔润阴药，两阴相合，则有锢结不解之势。故治疗之法，惟宜宣畅气机、清热利湿。方中杏仁宣利上焦肺气，气行则湿化；白蔻仁芳香化湿，行气宽中，畅中焦之脾气；薏苡仁甘淡性寒，渗湿利水而健脾，使湿热从下焦而去。三仁合用，三焦分消，是为君药。滑石、通草、竹叶甘寒淡渗，加强君药利湿清热之功，是为臣药。半夏、厚朴行气化湿，散结除满，是为佐药。综观全方，体现了宣上、畅中、渗下，三焦分消的配伍特点，气畅湿行，暑解热清，三焦通畅，诸症自除。

君	杏仁	宣降上焦的气机，气行则湿化
	白蔻仁	芳香化湿，又能行气，能畅通中焦气机(芳化湿邪)
	薏苡仁	淡渗利水，渗湿，使湿浊从小便排出
臣	滑石	清热利水(强)，滑利窍道
	通草	清热利水，也能清心(这里主要是增强清热利湿)
	竹叶	清热利水，引热下行
佐	半夏	燥湿化痰，和胃降逆，又增加全方之温性(燥湿，又是治疗中焦湿邪)
	厚朴	苦温燥湿，又能行气，有助于解除湿邪阻滞气机的表现

【运用】

1. **辨证要点**　本方主治属湿温初起，湿重于热之证。临床应用以头痛恶寒，身重疼痛，午后身热，苔白不渴为辨证要点。

2. **加减变化**　若湿温初起，卫分症状较明显者，可加藿香、香薷以解表化湿。若寒热往来者，可加青蒿、草果以和解化湿。

3. 现代运用 用于胃肠型感冒，急性胃肠炎，伤寒，急性传染性肝炎，乙型脑炎，细菌性痢疾，胆囊炎，蛔虫病，神经性尿崩症，高山反应，斑疹伤寒，流行性出血热，系统性红斑狼疮，湿疹，急性泌尿系感染，宫颈炎等。

4. 使用注意 舌苔黄腻，热重于湿者则不宜使用。

【方论精粹】

1.《温病条辨》："湿为阴邪，自长夏而来，其来有渐，且其性氤氲粘腻，非若寒邪之一汗即解，温凉之一凉则退，故难速已。世医不知其为湿温，见其头痛恶寒、身重疼痛也。以为伤寒而汗之，汗伤心阳，湿随辛温发表之药蒸腾上逆，内蒙心窍则神昏，上蒙清窍则耳聋目瞑不言。见其中满不饥，以为停滞而大下之，误下伤阴，而重抑脾阳之升，脾气转陷，湿邪乘势内渍，故洞泄。见其午后身热，以为阴虚而用柔药润之，湿为胶滞阴邪，再加柔润阴药，二阴相合，同气相求，遂有锢结而不可解之势。唯以三仁汤轻开上焦肺气，盖肺主一身之气，气化则湿亦化也。"

2. 华岫云于《临证指南医案》中点评："湿为熏浊有质之邪，若从外而受者，皆由地中之气升腾，从内而生者，皆由脾阳之不运，虽云雾露雨湿，上先受之，地中潮湿，下先受之。然雾露雨湿，亦必由地气上升而致。若地气不升，则天气不降，皆成燥症也，何湿之有？其伤人也，或从上，或从下，或遍体皆受，此论外感之湿邪，著于肌躯者也。此虽未必即入于脏腑，治法原宜于表散，但不可大汗耳。更当察其兼症，若兼风者，微微散之，兼寒者佐以温药，兼热者佐以清药，此言外受之湿也。然水流湿，火就燥，有同气相感之理，如其人饮食不节，脾家有湿，脾主肌肉四肢，则外感肌躯之湿，亦渐次入于脏腑矣。亦有外不受湿，而但湿从内生者，必其人膏粱酒醴过度，或嗜饮茶汤太多，或食生冷瓜果及甜腻之物，治法总宜辨其体质阴阳，斯可以知寒热虚实之治，若其人色苍赤而瘦，肌肉坚结者，其体属阳，此外感湿邪，必易于化热，若内生湿邪，多因膏粱酒醴，必患湿热、湿火之症。若其人色白而肥，肌肉柔软者，其体属阴，若外感湿邪，不易化热，若内生之湿，多因茶汤生冷太过，必患寒湿之症。人身若一小天地，今观先生（叶桂）治法，若湿阻上焦者，用开肺气，佐淡渗，通膀胱，是即启上闸，开支河，导水势下行之理也。"

清宫汤去莲心麦冬加银花赤小豆皮方

【方歌】

> 加减清宫治湿温，银花犀角连翘心。
> 玄参竹叶赤皮豆，痉厥昏迷亦可吞。

【方源】 《温病条辨》："湿温邪入心包，神昏肢逆，清宫汤去莲子心、麦冬，加金银花、赤小豆皮，煎送至宝丹，或紫雪丹亦可。"

【组成】 犀角（水牛角代）3克，连翘心、赤小豆皮各9克，玄参心、竹叶心、金银花各6克。

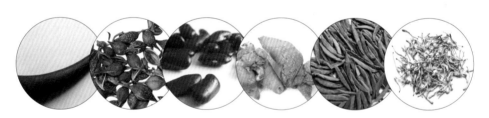

【用法】 煎汤送服至宝丹或紫雪丹。

【功用】 清利湿热。

【主治】 湿温邪入心包，神昏肢逆。

【方义方解】 湿温着于经络，多身痛身热之候。以清宫汤清包中之热邪，加金银花、赤小豆皮以清湿中之热，而又能直入手厥阴也。至宝丹去秽浊复神明，若无，以紫雪代之。

银翘马勃散

【方歌】

> 银翘马勃用射干，再加一味牛蒡子。
> 清热利咽猩红热，用之临床服之痊。

【方源】 《温病条辨》："湿温喉阻咽痛，银翘马勃散主之。"

【组成】 连翘 30 克，牛蒡子 30 克，金银花 15 克，射干 9 克，马勃 6 克。

【用法】 上药共研为细末。每服 18 克，水煎服。一日服 2 次。也可改用饮片作汤剂水煎服，每日 1 剂。

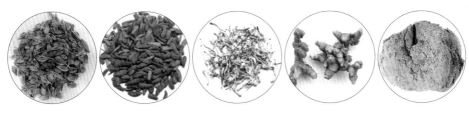

【功用】 清热利咽。

【主治】 头痛恶寒、身体困重、午后发热、咽喉不利疼痛、脉弦细。

【方义方解】 方用连翘、金银花清热解毒；牛蒡子、射干、马勃清利咽喉。综观全方，药简义明，力专效宏，共达清热利咽之效。

【运用】

1. **辨证要点** 主要用于治疗温热郁肺，咽喉不利疼痛。临床应用以头痛恶寒、身体困重，午后发热、咽喉不利疼痛、脉弦细，为其辨证要点。

2. **加减变化** 若见咽喉不利较甚者，加滑石、桔梗、芦根宣肺清热化湿；呼吸急促多痰，加杏仁、车前子肃降肺气，化痰利湿。猩红热，若再加大青叶、生石膏可提高疗效。

3. **现代运用** 可用于猩红热、病毒性肺炎、咳嗽、气喘、急性扁桃体炎以及血尿等病症。

宣痹汤（苦辛通法）

【方歌】

> 宣痹汤方通草轻，射干杷叶豉郁金。
> 气分痹郁而为哕，湿温上受太阴经。

【方源】《温病条辨》："太阴湿温，气分痹郁而哕者（别名为呃），宣痹汤主之。"

【组成】枇杷叶6克，郁金、香豆豉各4.5克，射干、白通草各3克。

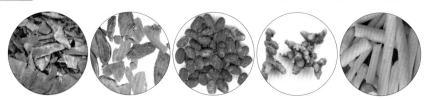

【用法】上药用水5杯，煮取2杯，分2次服。

【功用】苦辛通阳，轻宣肺痹。

【主治】太阴湿温，气分痹郁而哕者。

【方义方解】本证湿郁筋脉，肺卫失宣，治宜宣痹，清热，利湿。本方药味平淡，贵在轻灵取胜。郁金芳香气窜，舒气透湿，专开上焦瘀滞；枇杷叶清凉甘淡，清热而不碍湿，肃降肺气以助调通水道；射干性寒味苦，散水消湿，化痰利咽；通草淡渗通经，导湿下行；豆豉清香，也助解郁开胃以利运湿。五味相佐，共达宣透上焦湿痹、清解上焦郁热之功。

【运用】

1. **辨证要点** 临床以发热，四肢关节灼痛，有汗，口渴，胸脘痞闷，小便短，舌红，苔微黄，脉滑数为辨证要点。

2. **加减变化** 如湿兼风热而发热咽痛者，可合银翘马勃散；湿兼风寒而恶寒头痛者，可合小柴胡汤；湿兼痰阻而胸脘痞满者，可加温胆汤；湿兼热较重而胸中烦热者，可并用栀子豉汤等。

3. **现代运用** 顽固性咳嗽、慢性咽喉炎、原因不明性胸痹、心悸、多汗、眩晕等。

一物瓜蒂汤

【方歌】

> 一物瓜蒂中暍治，脉象微弱身热疼。
> 此以夏月伤冷水，水行皮中涌越攻。

【方源】　《温病条辨》："《金匮》谓太阳中暍，身热疼痛而脉微弱，此以夏月伤冷水，水行皮中所致也，一物瓜蒂汤主之。"

【组成】　瓜蒂 20 个。

【用法】　上药捣碎，用水 800 毫升煎成 300 毫升，先服 100 毫升，如不吐，再服 100 毫升。

【功用】　涌吐痰湿。

【主治】　太阳中暍，身热疼痛而脉微弱。

【方义方解】　本证因痰湿阳郁所致，故用瓜蒂涌吐水湿，宣统清阳。

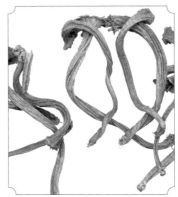

瓜蒂

【方论精粹】

1.《温病条辨》："此热少湿多，阳郁致病之方法也。瓜蒂涌吐其邪，暑湿俱解，而清阳复辟矣。"

2. 张璐《张氏医通》："此方之妙，全在探吐，以发越郁遏之阳气，则周身汗出表和，而在内之烦热得苦寒涌泻，亦荡涤无余。"

3. 尤怡《金匮要略心要》："瓜蒂苦寒，能吐能下，去身面四肢水气，水去而暑无所依，将不治而自解矣。此治中暑兼湿者之法也。"

桂枝姜附汤

【方歌】

> 桂枝姜附有白术，互证湿温是两途。
> 不渴舌白寒脉缓，经拘络束岂能无。

【方源】 《温病条辨》："寒湿伤阳，形寒脉缓，舌淡，或白滑不渴，经络拘束，桂枝姜附汤主之。"

【组成】 桂枝18克，干姜、白术、熟附子各9克。

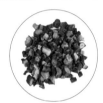 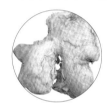 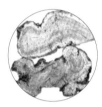 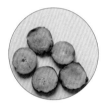

【用法】 用水1升，煮取400毫升，滓再煮取200毫升，每服200毫升，一日3次。

【功用】 温阳散寒。

【主治】 寒湿伤阳，形寒脉缓，舌淡或白滑，不渴，经络拘束。

【方义方解】 由于寒为冬令主气，其性属阴，故易伤人体阳气。伤于肌表则卫阳瘀滞，直中于里则脾肾阳损。湿亦为阴邪，其性重浊黏滞，故最易蒙蔽清阳，阻碍气机运行。若为寒湿所伤，则治当温阳散寒除湿为要。本方用干姜、附子温阳散寒而入里，桂枝温经通络散寒而走表，白术健脾益气除湿，四味共奏散寒除湿、温经回阳之功。

【方论精粹】

《温病条辨》："载寒湿，所以互证湿温也。按寒湿伤表阳中经络之证，《金匮》论之甚详，兹不备录。独采叶案一条，以见湿寒、湿温不可混也。形寒脉缓，舌白不渴，而经络拘束，全系寒证，故以姜附温中，白术燥温，桂枝通行表阳也。"

杏仁汤

【方歌】

> 杏仁汤内翘滑桑，芩蔻梨苓取法凉。
> 渴饮舌白伏暑致，嗽频背冷速煎汤。

【方源】 《温病条辨》："舌白渴饮，咳嗽频仍，寒从背起，伏暑所致，名曰肺疟，杏仁汤主之。"

【组成】 杏仁、茯苓块、滑石各 9 克，黄芩、连翘、桑叶各 4.5 克，白蔻皮 2.4 克，梨皮 6 克。

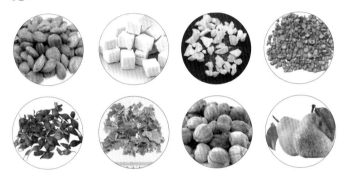

【用法】 用水 600 毫升，煮取 400 毫升，一日服 2 次。

【功用】 宣肺止咳，清热利湿。

【主治】 肺疟，咳嗽频仍，寒从背起，舌白渴饮，伏暑所致。

【方义方解】 本证因上焦湿热所致，故用桑叶、杏仁、白蔻皮宣降太阴、透解湿热；黄芩苦降清热，滑石、茯苓甘凉渗淡，清利湿热；梨皮护肺津，防湿热耗津。本方以苦辛寒凉之品清利湿热，故属于"苦辛寒法"。

【医论精粹】

《温病条辨》："肺疟，疟之至浅者。肺疟虽云易解，稍缓则深，最忌用治疟印板俗例之小柴胡汤，盖肺去少阳半表半里之界尚远，不得引邪深入也。故以杏仁汤轻宣肺气，无使邪聚则愈。"

加减银翘散

【方歌】

> 加减银翘散，玄参并麦冬。
> 犀角及竹叶，心疟此为宗。

【方源】 《温病条辨》："热多昏狂，谵语烦渴，舌赤中黄，脉弱而数，名曰心疟，加减银翘散主之。"

【组成】 连翘 3 克，金银花 2.4 克，玄参、犀角（水牛角代）、麦冬（不去芯）各 1.5 克，竹叶 0.9 克。

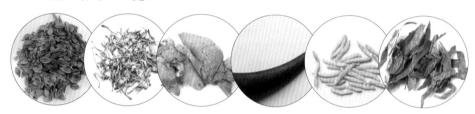

【用法】 上药按上述的配方比例，共研粗末，每次用 15 克加水煎煮，煎成后去除药渣服。并加入鲜荷叶的汁两三茶匙，一日服 3 次。

【功用】 解毒开窍，泻热救阴。

【主治】 心疟。疟邪在肺，逆传心包，热多昏狂，谵语烦渴，舌赤中黄，脉弱而数，受邪较浅者。

【方义方解】 心疟乃因"温邪先伏，因感而发，故但热不寒。令人消泺肌肉，与伏暑相似，亦温病之类也。"治当以透邪外出为要，"以加减银翘散清肺与膈中之热，领邪出卫。"方以金银花、连翘辛凉透表，领邪外出，犀角、玄参清营养阴，麦冬、竹叶、荷叶清心开窍，全方共奏解毒开窍、泻热救阴之功。

【方论精粹】

《温病条辨》："心疟者，心不受邪，受邪则死，疟邪始受在肺，逆传心包络。其受之浅者，以加减银翘散清肺与膈中之热，领邪出卫。"

桑杏汤

【方歌】

> 桑杏汤中象贝宜，沙参栀豉与梨皮。
> 干咳鼻燥右脉大，辛凉甘润燥能医。

【方源】 《温病条辨》："秋感燥气，右脉数大，伤手太阴气分者，桑杏汤主之。"

【组成】 桑叶、浙贝母、豆豉、栀子、梨皮各3克，杏仁5克，沙参6克。

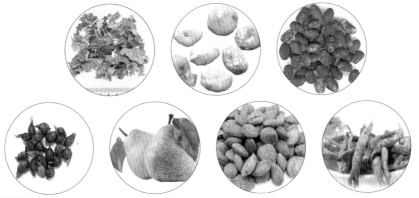

【用法】 水2杯，煮取1杯，顿服之，重者再作服。

【主治】 外感温燥证。头痛，身热不甚，口渴咽干鼻燥，干咳无痰，或痰少而黏，舌红，苔薄白而干，脉浮数而右脉大者。

【功用】 清宣温燥。

【方义方解】 本方证系温燥外袭，肺津受灼之轻证。因秋感温燥之气，伤于肺卫，其病轻浅，故身热不甚。燥气伤肺，耗津灼液，肺失清肃，故口渴、咽干鼻燥、干咳无痰，或痰少而黏。本方证虽似于风热表证，但因温燥为患，肺津已伤，治当外以清宣燥热，内以润肺止咳。方中桑叶清宣燥热，透邪外出；杏仁宣利肺气，润燥止咳，共为君药。豆豉辛凉透散，助桑叶轻宣透热；贝母清化热痰，助杏仁止咳化痰；沙参养阴生津，润肺止咳，共为臣药。栀子皮质轻而入上焦，清泄肺热；梨皮清热润燥，止咳化痰，均为佐药。本方乃辛凉甘润之法，轻宣凉润之方，使燥热除而肺津复，则诸症自愈。

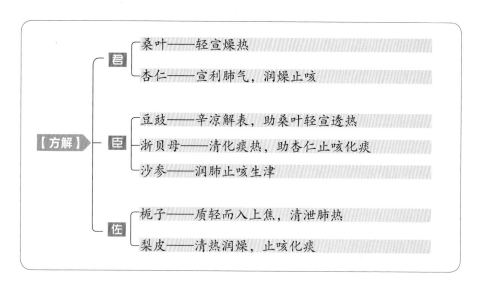

【方解】
君
桑叶——轻宣燥热
杏仁——宣利肺气，润燥止咳

臣
豆豉——辛凉解表，助桑叶轻宣透热
浙贝母——清化痰热，助杏仁止咳化痰
沙参——润肺止咳生津

佐
栀子——质轻而入上焦，清泄肺热
梨皮——清热润燥，止咳化痰

因本方证邪气轻浅，故诸药用量较轻，且煎煮时间也不宜过长，正如原书方后注云："轻药不得重用，重用必过病所。"

本方与杏苏散均可轻宣外燥，用治外燥咳嗽。杏苏散所治系外感凉燥证，凉燥束肺，肺失宣降，津液不布，痰湿内阻，故以杏仁与苏叶为君，配以宣肺化痰之品，所谓苦温甘辛法，意在轻宣凉燥，理肺化痰，可使凉燥解而津液布。桑杏汤所治系外感温燥证，温燥外袭，肺津受灼，故以杏仁与桑叶为君，配伍清热润燥、止咳生津之品，所谓辛凉甘润法，意在轻宣温燥，凉润肺金，可使燥热清而津液复，诸症自除。

桑杏汤与桑菊饮均用桑叶、杏仁，皆可治疗外感咳嗽、受邪轻浅、身热不甚、口渴、脉浮数等症。但两方同中有异，桑菊饮方中配伍薄荷、菊花、连翘、桔梗、甘草、芦根，侧重于疏散风热，为辛凉解表法，治疗风温初起，津伤不甚，仅见口微渴，多伴见恶风、头痛等风热表证。本方虽亦配伍辛凉解表的豆豉和清泄肺热的栀子皮，但更用养阴润肺生津的沙参、梨皮，以及润肺止咳化痰的贝母，为辛凉甘润之法，主治外感温燥，津伤程度相对较甚，口渴明显，多伴见咽干鼻燥等症者。

【运用】

1. **辨证要点** 本方为治疗温燥伤肺轻证的常用方。临床应用以身热不甚，干咳无痰或痰少而黏，右脉数大为辨证要点。

2. 加减变化 临床如见温燥伤肺、表热不甚者，去豆豉、栀子，加玉竹、天花粉以养阴生津；热伤肺络而咯血者，去豆豉，加白茅根、茜草炭、白及等止血药。

3. 现代运用 本方常用于上呼吸道感染、急慢性支气管炎、支气管扩张咯血、百日咳等证属外感温燥，邪犯肺卫者。

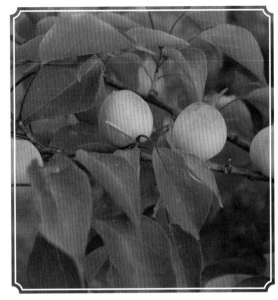

杏

【方论精粹】

1. 张秉成《成方便读》："此因燥邪伤上，肺之津液素亏，故见右脉数大之象，而辛苦温散之法，似又不可用矣。止宜轻扬解外，凉润清金耳。桑乃箕星之精，箕好风，故善搜风，其叶轻扬，其纹象络，其味辛苦而平，故能轻解上焦脉络之邪。杏仁苦辛温润，外解风寒，内降肺气。但微寒骤束，胸中必为不舒，或痰或滞，壅于上焦，久而化热，故以香豉散肌表之客邪，宣胸中之陈腐。象贝化痰，栀皮清热。沙参、梨皮养阴降火，两者兼之，使邪去而津液不伤，乃为合法耳。"

2. 叶天士《叶香岩三时伏气病篇》："秋深初凉，积年发热咳嗽，证似春月风温证，但温乃渐热之称，凉即渐冷之意。春月为病，犹是冬令固密之余，秋令伤感，恰值夏月发泄之后，其体质之虚实不同。但温自上受，燥自上伤，理亦相等，均是肺气受病……若果暴凉外束，身热痰嗽，只宜葱豉汤，或苏梗、前胡、杏仁、枳、桔之属，仅一二味亦可……当以辛凉甘润之方，气躁自平而愈。慎勿用苦燥劫烁胃汁。"

沙参麦冬汤

【方歌】

> 沙参麦冬汤可贵，玉竹花粉豆桑甘。
> 燥伤肺胃咳或热，久咳须加骨皮三。

【方源】 《温病条辨》："燥伤肺胃阴分，或热或咳者，沙参麦冬汤主之。此条较上二条，则病深一层矣，故以甘寒救其津液。"

【组成】 沙参、麦冬各9克，玉竹6克，生甘草3克，冬桑叶、生扁豆、天花粉各4.5克。

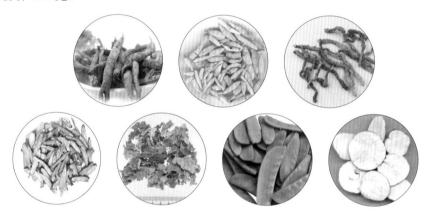

【用法】 用水1升，煮取400毫升，一日服2次。

【功用】 清养肺胃，生津润燥。

【主治】 治燥伤肺胃阴分，津液亏损，咽干口渴，干咳痰少而黏，或发热，脉细数，舌红少苔者。

【方义方解】 本方证为燥伤肺胃阴津，尤以胃阴损伤为甚所致，胃津伤则咽干口渴，肺津伤则干咳不已而少痰。方中沙参、麦冬清养肺胃；玉竹、天花粉生津止渴；生扁豆、生甘草益气培中、甘缓和胃；配以桑叶，轻宣燥热。诸药相配，具有清养肺胃、生津润燥之功。

【运用】

1. **辨证要点** 主要用于治疗燥伤肺胃，津液亏损之证。临床应用以咽干口渴、干咳少痰、舌红少苔，为其辨证要点。

2. **加减变化** 若久热久咳，可用桑白皮易桑叶，加地骨皮以泻肺清热；咳剧者加川贝母、杏仁、百部润肺止咳；若肺气不敛，咳而气促，加五味子、诃子以敛肺气；咯吐黄痰，加海蛤粉、知母、瓜蒌、竹茹、黄芩清热化痰；若痰中带血，加栀子、牡丹皮、白茅根、白及、藕节清热凉血止血；低热，潮热骨蒸，酌加功劳叶、银柴胡、青蒿、白薇等以清虚热；盗汗，加糯稻根须、浮小麦等以敛汗。

3. **现代运用** 常用以治疗支气管炎、肺结核、肺炎、口疮、又用以治疗秋燥、霉菌感染、心动过速、急性肝炎、呕吐等病症。

【方论精粹】

何廉臣："此为甘寒养胃之平剂也。沙参清养肺气，麦冬甘润肺窍，为清金保肺之要药，故用以为君；臣以玉竹、花粉，清滋胃液；佐以桑叶、扁豆，肃清肺气；使以甘草，和诸药而养胃。凡燥伤肺胃气液，或热或咳者，投之辄效。若咳甚痰黏者，加瓜蒌仁四钱，京川贝三钱，活痰润燥以止咳。若咳久发热者，再加地骨皮三钱，生桑皮三钱，泻肺火以退热。"

麦 冬

药材档案

【别名】麦门冬、寸冬、韭叶麦冬。

【药材特征】本品呈纺锤形，两端略尖，长 1.5～3 厘米，直径 0.3～0.6 厘米。表面黄白色或淡黄色，有细纵纹。质柔韧，断面黄白色，半透明，中柱细小。气微香，味甘、微苦。

【性味归经】甘、微苦，微寒。归心、肺、胃经。

【功效主治】养阴生津，润肺清心。用于肺燥干咳，阴虚痨嗽，喉痹咽痛，津伤口渴，内热消渴，心烦失眠，肠燥便秘。

翘荷汤

【方歌】

> 翘荷汤方草梗齐，黑栀绿豆取干皮。
> 缘为燥火伤清窍，症见龈咽耳目疾。

【方源】 《温病条辨》："燥气化火，清窍不利者，翘荷汤主之。清窍不利，如耳鸣目赤，龈胀咽痛之类。翘荷汤者，亦清上焦气分之燥热也。"

【组成】 薄荷、连翘、黑栀皮各4.5克，生甘草3克，桔梗、绿豆皮各6克。

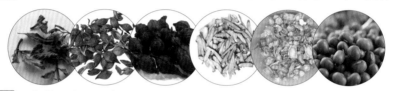

【用法】 上药以水400毫升，煮取200毫升，顿服之。日服2剂，甚者日3服。

【功用】 清上宣肺。

【主治】 燥气化火，清窍不利，耳鸣目赤，龈胀咽痛者。

【方义方解】 方中薄荷、连翘、栀皮清宣上焦之燥热；桔梗、甘草宣肺利咽；绿豆皮味甘性寒，与连翘、栀皮合用，能清热解毒。诸药同用，则燥热得清，诸症亦解。

【运用】

1. **辨证要点** 临床以耳鸣，目赤，龈肿，咽痛，苔薄黄而干，脉数为辨证要点。

2. **加减变化** 耳鸣者，加羚羊角、苦丁茶；目赤者，加鲜菊叶、苦丁茶、夏枯草；咽痛者，加牛蒡子、黄芩。

3. **现代运用** 用于中耳炎，鼻窦炎，咽炎，扁桃体炎，牙周围炎，流行性急性结膜炎等。

【方论精粹】

《温病条辨》："清窍不利，如耳鸣目赤，龈胀咽痛之类。翘荷汤者，亦清上焦气分之燥热也。"

杏苏散

【方歌】

> 杏苏散内夏陈前，枳桔苓草姜枣研。
> 轻宣温润治凉燥，咳止痰化病自痊。

【方源】 《温病条辨》："燥伤本脏，头微痛，恶寒，咳嗽稀痰，鼻塞，嗌塞，脉弦，无汗，杏苏散主之。"

【组成】 紫苏叶、杏仁、半夏、茯苓、前胡各9克，橘皮、苦桔梗、枳壳各6克，甘草、生姜各3克，大枣3枚。

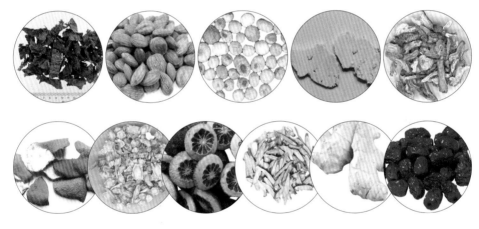

【用法】 水煎温服。

【功用】 轻宣凉燥，理肺化痰。

【主治】 外感凉燥证。头微痛，恶寒无汗，咳嗽痰稀，鼻塞，嗌干，苔白，脉弦。

【方义方解】 本方证为凉燥外袭，肺失宣降，痰湿内阻所致。凉燥伤及皮毛，故恶寒无汗、头微痛。所谓头微痛者，不似伤寒之痛甚也。凉燥伤肺，肺失宣降，津液不布，聚而为痰，则咳嗽痰稀。凉燥束肺，肺系不利而致鼻塞咽干。苔白脉弦为凉燥兼痰湿佐证。遵《素问·至真要大论》"燥淫于内，治以苦温，佐以甘辛"之旨，治当轻宣凉燥为主，辅以理肺化痰。

　　方中苏叶辛温不燥，发表散邪，宣发肺气，使凉燥之邪从外而散；杏仁苦温而润，降利肺气，润燥止咳，二者共为君药。前胡疏风散邪，降气化痰，既协紫苏叶轻宣达表，又助杏仁降气化痰；桔梗、枳壳一升一降，助杏仁、紫苏叶理肺化痰，共为臣药。半夏、橘皮燥湿化痰，理气行滞；茯苓渗湿健脾以杜生痰之源；生姜、大枣调和营卫以利解表，滋脾行津以润干燥，是为佐药。甘草调和诸药，合桔梗宣肺利咽，功兼佐使。本方乃苦温甘辛之法，发表宣化，表里同治之方，外可轻宣发表而解凉燥，内可理肺化痰而止咳嗽，表解痰消，肺气调和，诸症自除。

本方虽为治疗外感凉燥而设，但因凉燥乃秋令"小寒"为患，与外感风寒是同一属性的病邪，故临床也常用本方治疗外感风寒咳嗽。

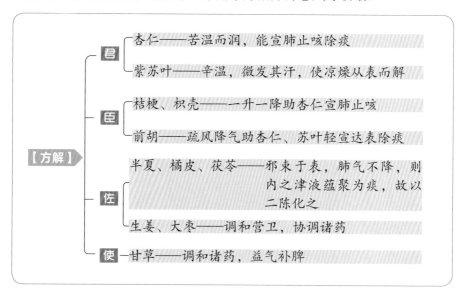

【方解】

- **君**
  - 杏仁——苦温而润，能宣肺止咳除痰
  - 紫苏叶——辛温，微发其汗，使凉燥从表而解
- **臣**
  - 桔梗、枳壳——一升一降助杏仁宣肺止咳
  - 前胡——疏风降气助杏仁、苏叶轻宣达表除痰
- **佐**
  - 半夏、橘皮、茯苓——邪束于表，肺气不降，则内之津液蕴聚为痰，故以二陈化之
  - 生姜、大枣——调和营卫，协调诸药
- **使**
  - 甘草——调和诸药，益气补脾

【运用】

1. **辨证要点**　本方为治疗轻宣凉燥的代表方，亦是治疗风寒咳嗽的常用方。临床应用以恶寒无汗，咳嗽痰稀，咽干，苔白，脉弦为辨证要点。

2. **加减变化**　若无汗，脉弦甚或紧，加羌活以解表发汗；汗后咳不止，去紫苏叶、羌活，加紫苏梗以降肺气；兼泄泻腹满者，加苍术、厚朴以化湿除满；头痛兼眉棱骨痛者，加白芷以祛风止痛；热甚者，加黄芩以清解肺热。

3. **现代运用**　本方常用于上呼吸道感染、慢性支气管炎、肺气肿等证属外感凉燥（或外感风寒轻证），肺失宣降，痰湿内阻者。

【方论精粹】

1. 叶天士《叶香岩三时伏气病篇》："秋深初凉，长年发热咳嗽，证似春月风温证。但温乃渐热之称，凉即渐冷之意。春月为病，犹是冬令固密之余，秋令感伤，恰值夏月发泄之后，其体质之虚实不同……若果暴凉外束，身热痰嗽，只宜葱豉汤，或苏梗、前胡、杏仁、枳、桔之属，仅一二剂亦可。"

2.《温病条辨》："经有嗌塞而咳之明文，故上焦之病自此始。燥伤皮毛，故头微痛恶寒……鼻塞者，鼻为肺窍；嗌塞者，嗌为肺系……无汗者，凉搏皮毛也。今世用杏苏散通治四时咳嗽，不知杏苏散辛温，只宜风寒，不宜风温。若伤燥凉之咳，治以苦温，佐以甘辛，正为合拍。"

3. 张秉成《成方便读》："夫燥淫所胜，平以苦温，即可见金燥之治法。经又云：'阳明之胜，清发于中，大凉肃杀，华英改容'。当此之时，人身为骤凉所束，肺气不舒，则周身气机为之不利，故见以上等证。方中用杏仁、前胡，苦以入肺，外则达皮毛而解散，内可降金令以下行；苏叶辛苦芳香，内能快膈，外可疏肌。凡邪束于表，肺气不降，则内之津液蕴聚为痰，故以二陈化之。枳、桔升降上下之气，姜、枣协和营卫，生津液，达腠理，且寓攘外安内之功，为治金燥微邪之一则耳。"

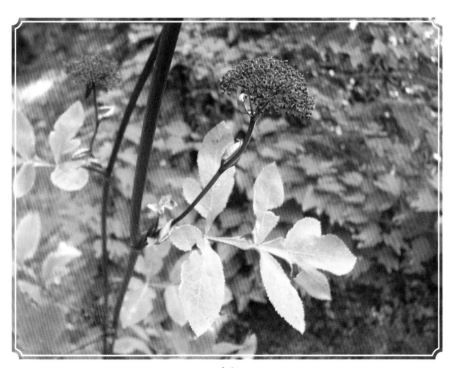

前胡

化癥回生丹

【方歌】

> 化症回生血搏坚，乳没丁茴降麝研。
> 香附元胡苏木子，良姜阿魏两头尖。
> 红花益母姜黄艾，棱各漆萸鳖桂添。
> 抵当四物合失笑，三十六位醋参全。

【方源】　《温病条辨》："燥气延入下焦、搏于血分而成疝者，无论男妇，化症回生丹主之。"

【组成】　大黄、益母膏各 250 克，桃仁、苏木、公丁香、杏仁、小茴香炭各 90 克，人参 180 克，鳖甲胶 500 克，熟地黄、白芍、当归各 120 克，水蛭、虻虫、麝香、阿魏、干漆、川芎、两头尖、三棱、乳香、没药、姜黄、肉桂、川椒炭、藏红花、五灵脂、降香、香附、吴茱萸、延胡索、良姜、艾叶炭、苏子霜各 60 克，蒲黄炭 30 克。

【用法】　上药共研细末，用鳖甲胶、益母草膏和匀，炼蜜为丸，每丸 4.5 克。每服 1 丸，空腹温开水或黄酒送下。

【功用】　活血祛瘀，消癥散结。

【主治】　燥气深入下焦血分而成的癥积，痛或不痛。血痹；疟母、左胁痛，寒热。妇女干血劳，属于实证。闭经，痛经，经来紫黑有块。产后瘀血腹痛；跌打损伤所致的头晕、腰痛而有瘀滞者。

【方义方解】　本方主要为瘀血内结癥瘕结块之证而设。方用鳖甲、水蛭、麝香、降香等大量破血、活血、行气、软坚、散结之品为主药；合以人参、熟地黄、当归、白芍等补养气血之品为佐使。寒温并用，攻补兼施。药味甚多，作用广泛，难以一一尽述，但主要作用是活血化瘀，消癥散结。

【运用】

1. **辨证要点**　主要用于治疗瘀血内结癥瘕结块。临床应用以局部结块、按之觉硬，或有青紫瘀血、肿痛不已、舌有瘀斑等，为其辨证要点。

2. **加减变化** 临床如见气血两虚，可配合服用八珍汤等。

3. **现代运用** 常用于治疗子宫肌瘤，卵巢囊肿，月经不调，产后腹痛等病症。

4. **使用注意** 孕妇忌服。

【方论精粹】

《温病条辨》："此特补小邪中里，深入下焦血分，坚结不散之痼疾。若不知络病宜缓通治法，或妄用急攻，必犯瘕散为蛊之戒。此蛊乃血蛊也，在妇人更多，为极重难治之证，学者不可不预防之也。化癥回生丹法，系燥淫于内，治以苦温，佐以甘辛，以苦下之也。方从《金匮》鳖甲煎丸与回生丹脱化而出。此方以参、桂、椒、姜通补阳气，白芍、熟地，守补阴液，益母膏通补阴气，而消水气，鳖甲胶通补肝气，而消癥瘕，余俱芳香入络而化浊。且以食血之虫，飞者走络中气分，走者走络中血分，可谓无微不入，无坚不破。又以醋熬大黄三次，约入病所，不伤他脏，久病坚结不散者，非此不可。或者病其药味太多，不知用药之道，少用独用，则力大而急；多用众用，则功分而缓。古人缓化之方皆然，所谓有制之师不畏多，无制之师少亦乱也。此方合醋与蜜共三十六味，得四九之散，金气生成之数也。"

复亨丹

【方歌】

> 复亨丹里用硫黄，萆薢当归苓桂藏。
> 参茸椒炭与杞果，苁蓉龟甲小茴香。
> 老年八脉空虚甚，燥气久伏下焦伤。
> 方与化癥为对看，温养温燥暂服良。

【方源】　《温病条辨》："燥气久伏下焦，不与血搏，老年八脉空虚，不可与化癥回生丹，复亨丹主之。"

【组成】　倭硫黄（即石硫黄）3克，鹿茸（酒炙）、肉苁蓉、云茯苓各2.4克，枸杞子、肉桂、萆薢、全当归（酒浸）、小茴香（酒浸，与当归同炒黑）各1.8克，人参、炙龟甲各1.2克，川椒炭0.9克。

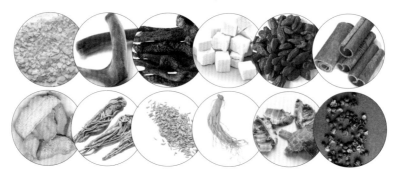

【用法】　制法益母膏为丸，如小梧桐子大。每服6克，开水送下，一日2次。冬日渐加至9克。

【功用】　清上宣肺。

【主治】　燥气久伏下焦，不与血搏，老年八脉空虚。

【方义方解】　方中硫黄补阴散寒，鹿茸、苁蓉补肾助阳，枸杞子、当归、龟甲滋补肝肾，人参补气健脾，茯苓、萆薢健脾渗湿，茴香、川椒炭、肉桂温阳散寒，益母草活血。

霹雳散

【方歌】

> 霹雳灵脂细辛姜，降木丁茴椒己榔。
> 草果荜澄桂附薏，菖萸乌药薤雄黄。

【方源】 《温病条辨》："主治中燥吐泻腹痛，甚则四肢厥逆，转筋，腿痛、肢麻，起卧不安，烦躁不宁，甚则六脉全无，阴毒发斑，疝瘕等证，并一切凝寒痼冷积聚。寒轻者，不可多服；寒重者，不可少服，以愈为度。非实在纯受湿燥寒三气阴邪者，不可服。"

【组成】 桂枝 180 克，公丁香、小茴香（炒）、薤白、吴茱萸、青木香各 120 克，草果、五灵脂、石菖蒲、槟榔、细辛各 60 克，川椒（炒）、降香、荜澄茄、薏苡仁各 150 克，乌药、良姜、干姜、防己、附子各 90 克，雄黄 15 克。

【用法】 上药共为细末，开水和服。成人每服 9 克，病重者 15 克；小儿减半。再病重者，连服数次，以痛止厥回，或泻止筋不转为度。

【功用】 回阳退阴。

【主治】 中燥吐泻腹痛，甚则四肢厥逆，转筋，腿痛，肢麻，起卧不安，烦躁不宁，甚则六脉全无，阴毒发斑，疝瘕等。

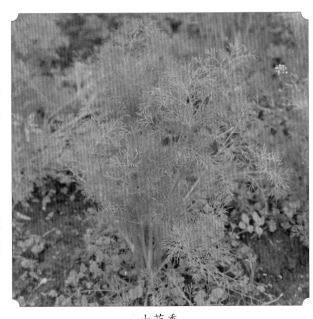

小茴香

【方义方解】 本证因三阴寒湿凝滞、格阳于外所致，故用桂枝、公丁香、川椒、吴茱萸、附子、小茴香、良姜、荜澄茄、细辛、干姜、雄黄等散寒温阳救逆，青木香、槟榔、降香、五灵脂、乌药行气活血止痛，草果、石菖蒲、防己、薤白、薏苡仁祛湿逐秽。

【方论精粹】

《温病条辨》："此证乃燥金寒湿之气（经谓阳明之上，中见太阴。又谓阳明从中治也）直犯筋经，由大络别络，内伤三阴脏真，所以转筋入腹即死也。既吐且泻者，阴阳逆乱也。诸痛者，燥金湿土之气所搏也。其渴思凉饮者，少阴篇谓自利而渴者，属少阴虚，故饮水求救也。其头面赤者，阴邪上逼，阳不能降，所谓戴阳也。其周身恶热喜凉者，阴邪盘踞于内，阳气无附欲散也。阴病反见阳证，所谓水极似火，其受阴邪尤重也。诸阳证毕现，然必当脐痛甚拒按者，方为阳中见纯阴，乃为真阴之证，此处断不可误。故立方荟萃温三阴经刚燥苦热之品，急温脏真，保住阳气。又重用芳香，急驱秽浊。一面由脏真而别络大络，外出筋经经络以达皮毛；一面由脏络腑络以通六腑，外达九窍。俾秽浊阴邪，一齐立解。大抵皆扶阳抑阴，所谓离照当空群阴退避也。"

桂 枝

药材档案

【别名】柳桂、桂枝尖、嫩桂枝。

【药材特征】本品呈长圆柱形，多分枝，长 30 ～ 75 厘米，粗端直径 0.3 ～ 1 厘米。表面红棕色至棕色，有纵棱线、细皱纹及小疙瘩状的叶痕、枝痕和芽痕，皮孔点状。质硬而脆，易折断。切片厚 2 ～ 4 毫米，断面皮部红棕色，木部黄白色至浅黄棕色，髓部略呈方形。有特异香气，味甜、微辛，皮部味较浓。

【性味归经】辛、甘、温。归心、肺、膀胱经。

【功效主治】发汗解肌，温通经脉，助阳化气，平冲降气。用于风寒感冒、脘腹冷痛、血寒经闭、关节痹痛、痰饮、水肿、心悸、奔豚。

中焦篇中的名方»

减味竹叶石膏汤

> 减味竹叶石膏汤，麦冬甘竹重辛凉。
> 脉浮而促阳明病，驱邪出外始安康。

【方源】 《温病条辨》："阳明温病，脉浮而促者，减味竹叶石膏汤主之。"

【组成】 淡竹叶 15 克，石膏 24 克，麦冬 18 克，甘草 9 克。

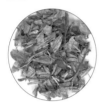 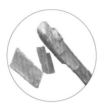 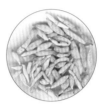 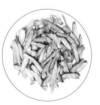

【用法】 上药加水 8 杯，煮取药液 3 杯，每两小时服 1 杯，大约 6 小时服完。

【功用】 养阴益胃。

【主治】 阳明温病，脉浮而促者。

【方义方解】 热郁脉促，法当辛凉透表，逐邪外出。甘寒滋液，补充阴津。甘以缓急，治其脉促。方中石膏辛寒，擅清气热；竹叶辛凉，擅透热邪，二药清中寓透，可令腠理开而郁热散，郁热散而热象除。麦冬甘凉，滋阴增液，可补受损之阴，热去阴滋，口渴可止。甘草味甘，配八方中一则可以缓其心脉之急，一则可以甘守津回而为麦冬他山之助。四药同用，能呈清热生津，甘以缓急之效，用治此证，可谓相宜。

君	竹叶	清透气分余热，除烦止呕	四药同用，共奏养阴益胃之功
	石膏		
臣	麦冬	养阴生津	
使	甘草	和脾养胃	

【方论精粹】

《中医治法与方剂》:"温邪上受,首先犯肺,气郁化热,常呈高热烦渴,只言温病而上述证象已在其中。脉数而时止称为促脉,是心脉抽掣所致。此种脉象如兼心悸无热,当是炙甘草汤证,今于热证初起见之,乃是热为表郁,热搏心脉使然。何以知为热为表郁,从脉浮知之。"

淡竹叶
药 材 档 案

【别名】山鸡米、长竹叶、竹叶麦冬。

【药材特征】本品长 25 ~ 75 厘米。茎呈圆柱形,有节,表面淡黄绿色,断面中空。叶鞘开裂。叶片披针形,有的皱缩卷曲,长 5 ~ 20 厘米,宽 1 ~ 3.5 厘米;表面浅绿色或黄绿色。叶脉平行,具横行小脉,形成长方形的网格状,下表面尤为明显。体轻,质柔韧。气微,味淡。

【性味归经】甘、淡,寒。归心、胃、小肠经。

【功效主治】清热泻火,除烦止渴,利尿通淋。用于热病烦渴,小便赤涩淋痛,口舌生疮。

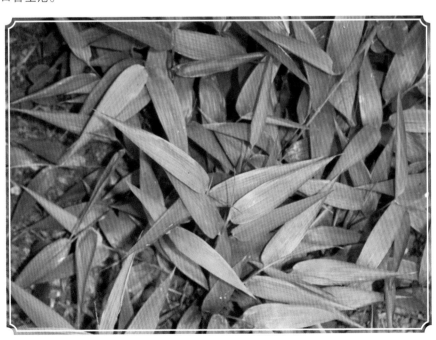

承气合小陷胸汤

【方歌】

> 承气陷胸夏连朴，大黄枳实瓜蒌扩。
> 导结泻热清降肺，三焦俱急渴热削。

【方源】 《温病条辨》："温病三焦俱急，大热大渴，舌燥。脉不浮而躁甚，舌色金黄，痰涎壅甚，不可单行承气者，承气合小陷胸汤主之。"

【组成】 生大黄15克，厚朴、枳实、黄连各6克，半夏、瓜蒌各9克。

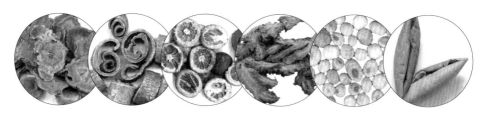

【用法】 上药加水8杯，煮成3杯药液。先服1杯，如服后不解大便，则再服1杯；如果服后大便畅通，可不必再服；若仍不大便，则再服。

【功用】 清化痰热，泻热通腑。

【主治】 温病三焦俱急，大热大渴，舌燥，脉不浮而躁甚，舌色金黄，痰涎壅甚，不可单行承气者。

【方义方解】 本证属于温病上焦痰热未清，邪热已入中焦而见阳明证者，故用小陷胸汤清热豁痰，小承气汤泻下热结。

【方论精粹】

《温病条辨》："三焦俱急，谓上焦未清，已入中焦阳明，大热大渴，脉躁苔焦，阳土燥烈，煎熬肾水，不下则阴液立见消亡，下则引上焦余邪陷入，恐成结胸之证。故以小陷胸合承气汤，涤三焦之邪，一齐俱出，此因病急，故方亦急也，然非审定是证，不可用是方也。"

增液汤

【方歌】

增液玄参与地冬，热病津枯便不通。
补药之体作泻剂，但非重用不为功。

【方源】 《温病条辨》："阳明温病，无上焦证，数日不大便，当下之，其人阴素虚，不可行承气者，增液汤主之。"

【组成】 玄参30克，麦冬（连心）、细生地黄各24克。

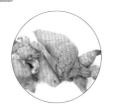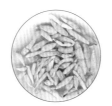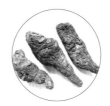

【用法】 水8杯，煮取3杯，口干则与饮令尽。不便，再作服。

【主治】 阳明温病，津亏便秘证。大便秘结，口渴，舌干红，脉细数或沉而无力者。

【功用】 增液润燥。

【方义方解】 阳明温病不大便，不外热结、液干两端。若阳邪炽盛之热结实证，则用承气汤急下存阴；若热病阴亏液涸，《温病条辨》所谓"水不足以行舟，而结粪不下者"，当增水行舟。本方所治大便秘结为热病耗损津液，阴亏液涸，不能濡润大肠，"无水舟停"所致。津液亏乏，不能上承，则口渴；舌干红，脉细数为阴虚内热之象；脉沉而无力者，主里主虚之候。治宜增液润燥。方中重用玄参，苦咸而凉，滋阴润燥，壮水制火，启肾水以滋肠燥，为君药。生地黄甘苦而寒，清热养阴，壮水生津，以增玄参滋阴润燥之力；又肺与大肠相表里，故用甘寒之麦冬，滋养肺胃阴津以润肠燥，共为臣药。三药合用，养阴增液，以补药之体为泻药之用，使肠燥得润、大便得下，故名之曰"增液汤"。本方咸寒苦甘同用，旨在增水行舟，非属攻下，欲使其通便，必须重用。

【运用】

1. **辨证要点** 本方为治疗津亏肠燥所致大便秘结之常用方，又是治疗多种内伤阴虚液亏病证的基础方。临床应用以便秘，口渴，舌干红，脉细数或沉而无力为辨证要点。

2. **加减变化** 若津亏燥热较甚，服增液汤大便不下者，加生大黄、芒硝清热泻下；阴虚燥热，虚火上炎，发为牙痛者，加川牛膝、牡丹皮等以降火凉血；若胃阴不足，舌质光泽，口干唇燥者，加沙参、石斛等以养阴生津。

3. **现代运用** 本方常用于温热病津亏肠燥便秘，以及习惯性便秘、慢性咽喉炎、复发性口腔溃疡、糖尿病、皮肤干燥综合征、肛裂、慢性牙周炎等证属阴津不足者。

4. **使用注意** 使用本方药量宜重，否则无增液通便之效。

【方论精粹】

1.《温病条辨》："温病之不大便，不出热结，液干二者之外。其偏于阳邪炽甚，热结之实证，则从承气法矣。其偏于阴亏液涸之半虚半实证，则不可混施承气，故以此法代之。独取玄参为君者，玄参味苦咸微寒，壮水制火，通二便，启肾水上潮于天，其能治液干，固不待言，《本经》称其主治腹中寒热积聚，其并能解热结可知。麦冬主治心腹结气，伤中伤饱，胃络脉绝，羸瘦短气，亦系能补能润能通之品，故以为之佐。生地亦主寒热积聚，逐血痹，用细者，取其补而不腻，兼能走络也。三者合用，作增水行舟之计，故汤名增液，但非重用不为功。""此方……妙在寓泻于补，以补药之体作泻药之用，既可攻实，又可防虚。余治体虚之温病，与前医误伤津液，不大便，半虚半实之证，专以此法救之，无不应手而效。"

2. 张秉成《成方便读》："夫大便闭结一证，有虚有实。其实者，或热积于中，或寒结于内，有寒下、温下之法，固当详察。至其虚者，或因气馁，或因津枯。气馁者，宜用辛温补运，以助其传送；其津枯者，非甘寒养阴、增水行舟之法，何以使肠中坚结之浊，顺流而下。此方妙在寓泻于补，以补药之体，作泻药之用，既可攻实，又可防虚。玄参味苦咸微寒，壮水制火通二便，启肾水上潮于天，其能治液涸，固不待言，《本经》称其主治腹中寒热积聚，又能解热结可知。麦冬、生地补肺阴，壮肾水，使金水相生，津自充而肠自润，热邪自解，闭结自通矣。"

益胃汤

【方歌】

> 益胃汤能养胃阴，冰糖玉竹与沙参。
> 麦冬生地同煎服，温病须虑热伤津。

【方源】 《温病条辨》："阳明温病，下后汗出，当复其阴，益胃汤主之。"

【组成】 沙参9克，麦冬、细生地黄各15克，冰糖3克，玉竹（炒香）4.5克。

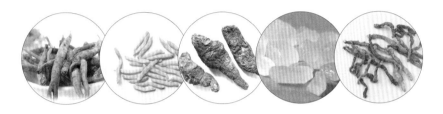

【用法】 上以水5杯，煮取2杯，分二次服，渣再煮1杯服。

【功用】 养阴益胃。

【主治】 阳明温病，胃阴损伤证。不能食，口干咽燥，舌红少苔，脉细数者。

【方义方解】 温病易从热化伤津，热结腑实，应用泻下剂后，热结虽解，但胃阴损伤较重，所以不能食，口干咽燥。胃为五脏六腑之海，十二经都禀气于胃，胃阴复则气降能食。治疗宜于甘凉生津，养阴益胃。

方中重用生地黄、麦冬，味甘性寒，功能是养阴清热，生津润燥，属于甘凉益胃的上品，共为君药。配伍北沙参、玉竹为臣药，养阴生津，以加强生地黄、麦冬益胃养阴的作用。冰糖濡养肺胃，调和诸药，为使药。全方药简力专，共奏养阴益胃功效。

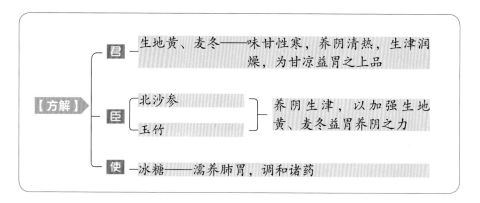

【方解】

君 — 生地黄、麦冬——味甘性寒，养阴清热，生津润燥，为甘凉益胃之上品

臣 — 北沙参 / 玉竹 — 养阴生津，以加强生地黄、麦冬益胃养阴之力

使 — 冰糖——濡养肺胃，调和诸药

【运用】

1. **辨证要点** 本方为滋养胃阴的常用方。临床应用以饥不欲食，口干咽燥，舌红少津，脉细数为辨证要点。

2. **加减变化** 若汗多、气短，兼有气虚者，加党参、五味子（与生脉散合用）以益气敛汗；食后脘胀者，加陈皮、神曲以理气消食。

3. **现代运用** 本方常用于慢性胃炎、糖尿病、小儿厌食等证属胃阴亏损者。

【方论精粹】

1. 张秉成《成方便读》："夫伤寒传入阳明，首虑亡津液，而况温病传入阳明，更加汗、下后者乎？故虽邪解，胃中津液枯槁已盛，若不急复其阴，恐将来液亏燥起，干咳身热等证有自来矣。阳明主津液，胃者五脏六腑之海。凡人之常气，皆禀气于胃，胃中津液一枯，则脏腑皆失其润泽。故以一派甘寒润泽之品，使之引入胃中，以复其阴，自然输精于脾，脾气散精，上输于肺，通调水道，下输膀胱，五经并行，津自生而形自复耳。"

2. 赵绍琴《温病纵横》："益胃汤中诸药，纯属一派甘寒生津养阴之品，有滋养肺胃之功。本方与沙参麦冬汤功用近似，均为气分证后期，瘥后调理之方。然二者亦稍有所偏：沙参麦冬汤偏重于肺，并有轻宣之力；本方则偏重于胃，前无清宣之功。"

银翘汤

【方歌】

> 鞠通更有银翘汤，竹草麦冬生地黄。
> 阳明温病寒下后，脉浮无汗服之康。

【方源】 《温病条辨》："下后无汗脉浮者，银翘汤主之。"

【组成】 金银花 15 克，连翘 9 克，竹叶 6 克，生甘草 3 克，麦冬、细生地黄各 12 克。

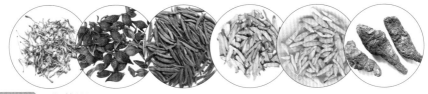

【用法】 水煎服。

【功用】 滋阴透表。

【主治】 温病阳明腑实证经下后，邪气还在表，津液受损者。

【方义方解】 因其邪微津又伤，无须像银翘散那样用荆、豉解表，桔梗、牛蒡子宣肺，而是用金银花、连翘、竹叶、甘草即胜任清热宣透之能。因阴津受损，不能增液作汗，故加入生地黄、麦冬以养阴增液。

【运用】

1. **辨证要点** 临床本方证以发热，口渴，无汗出，脉浮为辨证要点。

2. **现代运用** 急慢性咽喉炎、麻疹后期、支气管肺炎、鼻衄、咳血、流行性乙型脑炎后期等。

【方论精粹】

《方剂学》："银翘汤为透表清热之轻剂。因下之后，积秽去，腑气通，余邪还表，但以气阴俱伤，未得外透，证见无汗脉浮，故仿银翘散意，仍以银花、连翘解毒而轻宣表气；配伍竹叶清上焦之热，生甘草益气清火，增入麦冬、细生地滋阴清热，使还表之邪，得汗而解。若下后虽无汗，但脉浮而洪，或不浮而数者，不可用此方。"

清燥汤

【方歌】

> 清燥汤方缓法明，陈柴当归不可容。
> 下后无汗而脉数，人中黄地母元冬。

【方源】 《温病条辨》："下后无汗，脉不浮而数，清燥汤主之。"

【组成】 麦冬、细生地黄各15克，知母6克，人中黄4.5克，玄参9克。

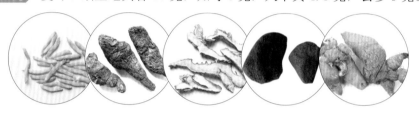

【用法】 用水1.6升，煮取600毫升，分3次服。

【功用】 滋水清火。

【主治】 阳明温病，下后无汗，脉不浮而数者。

【方义方解】 本证属于温病下后，邪热未尽，阴虚内热者，故用增液汤滋阴清热，加知母清热润燥，人中黄泻火解毒。全方以甘凉清热为主，佐以泻火解毒，属于吴鞠通所谓"增水敌火"之法。

【运用】

1. **辨证要点** 临床应用以下后无汗，脉不浮而数为其辨证要点。

2. **加减变化** 咳嗽胶痰，加沙参9克，桑叶4.5克，梨汁20毫升，牡蛎9克，牛蒡子9克。

【方论精粹】

《温病条辨》："无汗而脉数，邪之未解可知，但不浮，无领邪外出之路，既下之后，又无连下之理，故以清燥法，增水敌火，使不致为灾，一半日后相机易法，即吴又可下后间服缓剂之法也。但又可清燥汤中用陈皮之燥，柴胡之升，当归之辛窜，津液何堪！以燥清燥，有是理乎？此条乃用其法而不用其方。"

护胃承气汤

【方歌】

> 护胃承气大黄丹，知母玄参地麦添。
> 下后数日热不退，或退不尽口咽干。
> 舌黑或竟金黄色，脉沉有力热使然。
> 阴竭气虚脉沉弱，只需增液护阴痉。

【方源】 《温病条辨》："下后数日，热不退，或退不尽，口燥咽干，舌苔干黑，或金黄色，脉沉而有力者，护胃承气汤微和之。"

【组成】 生大黄、玄参、生地黄、麦冬（连芯）各9克，牡丹皮、知母各6克。

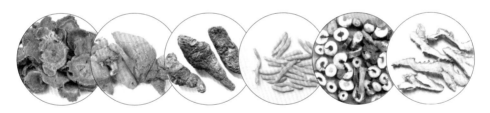

【用法】 上药加水500毫升，煮成200毫升药液，先服100毫升，如果肠中结粪能排出，则不用再服，如不大便，再服100毫升。

【功用】 缓下热结，兼护胃阴（苦甘寒法）。

【主治】 热结盛实而正气未虚。症见阳明温病，下后数日，热不退，或退不尽，口燥咽干，舌苔干黑，或金黄色，脉沉而有力者。

【方义方解】 此方用于阳明热结用攻下剂后，热结盛实而正气未虚的"热不退，或退不尽，口燥咽干，舌苔干黑，或金黄色，脉沉而有力"等证候。方中用生大黄苦寒清热泄结，通下去实，麦冬甘凉滋阴清热，增液润燥共为君药，吴氏称此为"苦甘法"；玄参、细生地黄甘凉滋阴，润燥护胃为臣药；知母甘寒清胃热，润燥热，牡丹皮苦甘寒清阴分伏热共为佐使。共奏清热润燥、缓下热结之功。此方取法大黄泻下热结，依赖增液汤加丹、知滋阴润燥，增液护胃为后盾，而创立"护胃承气汤"方。

【方论精粹】

1.《温病条辨》："温病下后，邪气已净，必然脉静身凉，邪气不净，有延至数日邪气复聚于胃，须再通其里者，甚至屡下而后净者，诚有如吴又可所云。但正气日虚一日，阴津日耗一日，须加意防护其阴，不可稍有鲁莽，是在任其责者临时斟酌尽善耳。吴又可于邪气复聚之证，但主以小承气，本论于此处分别立法。"

2.《中医类似方剂鉴别运用大全》："滋阴攻下类方证治鉴别，此类衍化方常以增液汤加硝、黄之属组方，同治热结津枯证，方如增液承气汤、护胃承气汤。"

大　黄

药材档案

【别名】黄良、将军、肤如、川军、锦纹大黄。

【药材特征】本品呈类圆柱形、圆锥形、卵圆形或不规则块状，长 3 ~ 17 厘米，直径 3 ~ 10 厘米。除尽外皮者表面黄棕色至红棕色，有的可见类白色网状纹理及星点（异型维管束）散在，残留的外皮棕褐色，多具绳孔及粗皱纹。质坚实，有的中心稍松软，断面淡红棕色或黄棕色，显颗粒性。根茎髓部宽广，有星点环列或散在。根木部发达，具放射状纹理，形成层环明显，无星点。气清香，味苦而微涩，嚼之粘牙，有沙粒感。

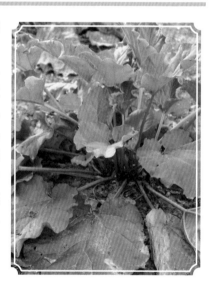

【性味归经】苦，寒。归脾、胃、大肠、肝、心包经。

【功效主治】泻下攻积，清热泻火，凉血解毒，逐瘀通经，利湿退黄。用于实热积滞便秘，血热吐衄，目赤咽肿，痈肿疔疮，肠痈腹痛，瘀血经闭，产后瘀阻，跌打损伤，湿热痢疾，黄疸尿赤，淋证，水肿。外治水火烫伤。酒大黄善清上焦血分热毒，用于目赤咽肿，齿龈肿痛；熟大黄泻下力缓，泻火解毒，用于火毒疮疡；大黄炭凉血化瘀止血，用于血热有瘀出血症。

新加黄龙汤

【方歌】

> 新加黄龙用海参，玄麦生地硝黄呈。
> 参归姜草扶正气，攻补兼施法可尊。

【方源】 《温病条辨》："阳明温病，下之不通，其证有五：应下失下，正虚不能运药，不运药者死，新加黄龙汤主之。"

【组成】 生地黄、玄参、麦冬（连心）各15克，生甘草6克，人参4.5克（另煎汁90毫升），生大黄9克，芒硝3克，当归4.5克，海参（洗）2条，姜汁30毫升。

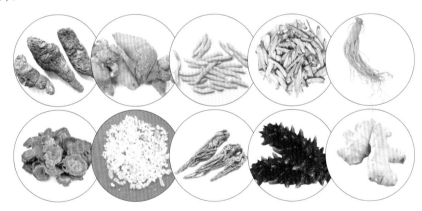

【用法】 水1.6升，煮取600毫升。先用200毫升，冲参汁30毫升，姜汁10毫升，顿服之。如腹中有响声，或转矢气者，为欲便也；候三至四小时不便，再如前法服200毫升；候六小时不便，再服200毫升。如服200毫升，即得便，止后服，酌服益胃汤一剂，余参或可加入。

【功用】 益气养阴，泻热通便。

【主治】 阳明温病，应下失下，气液两亏，大便秘结，腹中胀满而硬，神疲少气，口干咽燥，唇裂舌焦，苔焦黄或焦黑燥裂。

【方义方解】 本证阳明腑实，应下失下，耗气伤津。治宜滋阴益气，清热泻结。方中大黄、芒硝急下燥热以存阴气；人参、当归补益气血；麦冬、生地黄、玄参、海参激阴养液；姜汁、大枣、甘草固护胃气，调和诸药；桔梗开宣肺气，通调胃肠。全方泻热通便与滋阴益气并行为治，使正气得运，阴血得复，则药力得行，大便可通，邪热自平。

【运用】

1. **辨证要点**　本方为攻补兼施的代表方，又是治疗阳明腑实兼气血不足证的常用方。临床应用以大便秘结，或自利清水，脘腹胀满，身热口渴，神倦少气，舌苔焦黄或黑，脉虚为辨证要点。

2. **现代运用**　应用于消化系统疾病，如肠梗阻、肝硬化腹水、便秘等；肛肠科疾病，如肛裂等；五官科疾病，如睑腺炎、眶蜂窝组织炎、泪腺炎等。

【方论精粹】

《温病条辨》："此处方以无可处之地，勉尽人力，不肯稍有遗憾之法也。旧方用大承气加参地当归。须知正气久耗，而大便不下者，阴阳俱惫，尤重阴液消亡，不得再用枳朴伤气而耗液，故改用调胃承气，取甘草之缓，合人参补正，微点姜汁，宣通胃气，代枳朴之用，合人参液最宣胃气。加麦、地、玄参保津液之难保，而又去血结之积聚，姜汁为宣气分之用，当归为宣血中气分之用。再加海参者，海参咸能化坚，甘能补正，按海参之液，数倍于其身，其能补液可知，且蠕动之物，能走络中血分，病久者必入络，故以之为使也。"

宣白承气汤

【方歌】

> 宣白承气生石膏，大黄蒌壳杏仁敲。
> 除痰泻热兼医喘，黄降辛开力最豪。

【方源】《温病条辨》："喘促不宁，痰涎壅滞，右寸实大，肺气不降者，宣白承气汤主之。"

【组成】生石膏 15 克，生大黄 9 克，杏仁（打成粉）6 克，瓜蒌皮 4.5 克。

【用法】用水 1 升，煮取 400 毫升。先服 200 毫升，不愈再服。

【功用】清肺定喘，泻热通便。

【主治】阳明温病，下之不通，喘促不宁，痰涎壅滞，潮热便秘，脉右寸实大，证属肺气不降者。

【方义方解】本方中生石膏清泄肺热；生大黄泻热通便；杏仁粉宣肺止咳；瓜蒌皮润肺化痰，诸药同用，司使肺气宣降，腑气畅通，痰热得清，咳喘可止。"宣白"，指宣通肺气；"承气"，谓承顺腑气，故名"宣白承气汤"。

【运用】

1. **辨证要点** 主要用于治疗上中二焦邪热炽盛之证。本方以发热、咳喘、便秘为辨证要点。

2. **加减变化** 咳嗽，加桔梗、前胡、枇杷叶；痰多，加浙贝母、桑白皮、葶苈子；喘甚，加紫苏子、麻黄、桑白皮；发热较高，重用石膏，加黄芩。

3. **现代运用** 本方常用于治肺炎、支气管炎、支气管哮喘等。

导赤承气汤

【方歌】

导赤承气治求因，左尺牢坚火腑寻。
小便赤痛时烦渴，赤芍连地柏硝军。

【方源】 《温病条辨》："左尺牢坚，小便赤痛，时烦渴甚，导赤承气汤主之。"

【组成】 赤芍、生大黄各9克，生地黄15克，黄连、黄柏各6克，芒硝3克。

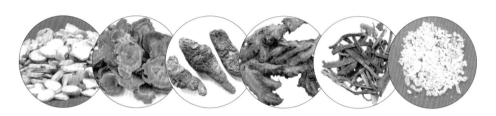

【用法】 用水1升，煮取400毫升。先服200毫升，不下再服。

【功用】 泄下大肠热结，清利小肠火热（二肠同治，属苦寒酸甘法）。

【主治】 主阳明温病，下之不通，小便赤痛，心烦渴甚，脉左尺牢坚者。

【方义方解】 本方用大黄、芒硝攻下大肠热结，以通阳明。黄连苦寒，清上、中焦之热。黄柏苦寒，清下焦之热。二药配伍，则三焦之热可清，膀胱之热可祛。生地黄甘寒，清热凉血，兼以滋阴。赤芍清热凉血，活血止痛，兼能利水。黄连、黄柏、生地黄、赤芍四药合用，共治膀胱水热互结。黄连、黄柏清其热，热去则津液不耗，生地黄滋阴增液，液充则不黏不滞。三药同施，使邪热退而津液充，更配赤芍清热利水，则膀胱水热互结自解。全方六药共用，既能通泄大便，又能通利小便，两解大肠与膀胱之邪。

【运用】

1. **辨证要点** 导热承气汤是为温病阳明腑实及小肠热盛而设，以身热，大便不通，小便涓滴不畅溺时疼痛，为辨证要点。

2. **加减变化** 若小便涓滴不畅，尿色红赤，甚则夹有血块疼痛满急加剧，为络伤血溢，瘀热蕴结，阻于尿路，可于本方内加车前子、阿胶、栀子、小蓟或白茅根等药。

3. **现代运用**　常用于淋证，癃闭等的治疗。口腔炎，鹅口疮等心经有热，便秘、泌尿系感染等属下焦湿热者也可加减用之。

4. **使用注意**　使用本方时应注意两点：一是虽有小便涩痛不宜大量使用利水通淋之品，因此，吴鞠通在组方时虽取导赤散之意，却未用木通、竹叶，盖以防其淡渗再伤津液。二是注意方中药物用量，方中需重用生地黄滋阴，苦寒导泻之品则宜轻用，以免苦燥伤津使津液偏走大肠。

【方论精粹】

《温病条辨》："其因火腑不通，左尺必牢坚之脉（左尺小肠脉也，俗候于左寸者非。细考内经自知），小肠热盛，下注膀胱，小便必涓滴赤且痛也，则以导赤去淡通之阳药加柏连之苦通火腑。大黄芒硝承胃气而通大肠，此二肠同治也。"

赤芍
药材档案

【**别名**】红芍药、山芍药、草芍药、木芍药、赤芍药。

【**药材特征**】本品呈圆柱形，稍弯曲，长5～40厘米，直径0.5～3厘米。表面棕褐色，粗糙，有纵沟及皱纹，并有须根痕及横长的皮孔样突起，有的外皮易脱落。质硬而脆，易折断，断面粉白色或粉红色，皮部窄，木部放射状纹理明显，有的有裂隙。气微香，味微苦、酸涩。

【**性味归经**】苦，微寒。归肝经。

【**功效主治**】清热凉血，散瘀止痛。用于热入营血，温毒发斑，吐血衄血，目赤肿痛，肝郁胁痛，经闭痛经，癥瘕腹痛，跌仆损伤，痈肿疮疡。

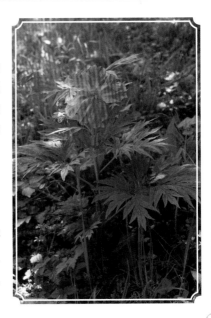

牛黄承气汤

【方歌】

> 牛黄承气大黄研，更取安宫药两丸。
> 舌短神昏心包闭，饮唯解渴快通关。

【方源】 《温病条辨》："邪闭心包，神昏舌短，内窍不通，饮不解渴者，牛黄承气汤主之。"

【组成】 安宫牛黄丸二丸，大黄末6克。

【用法】 将安宫牛黄丸化开，调下大黄末。先服一半，不愈再服。

【功用】 通腑开窍。

【主治】 热入心包，神昏谵语，兼有腑实者。

【方义方解】 取牛黄丸开手少阴之窍，大黄泻阳明火热，即以咸寒保肾水而安心神，苦寒通腑实而泻心火。

【运用】

1. **辨证要点** 本方用于治疗阳明温病热入心包、阳明腑实证。症见身热神昏，舌謇，肢厥，便秘，舌绛，苔黄燥，脉数沉实。

2. **加减变化** 加芒硝、枳实、生石膏、青黛治疗暑风热毒内陷心包兼阳明腑实证的乙型脑炎。急用牛黄承气汤通腑开窍、急下存阴、腑实得通，热毒得泻。

3. **现代运用** 常用于急性传染病，如流行性乙型脑炎、脑膜炎、病毒性脑炎、病毒性肝炎等，以及脑血管疾病。

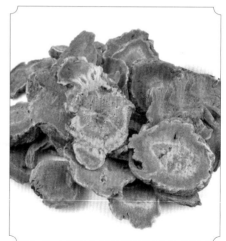

大黄

增液承气汤

【方歌】

> 增液承气参地冬，硝黄加入五药供。
> 热结阴亏大便秘，壮水行舟便自通。

【方源】 《温病条辩》："阳明温病，下之不通，其证有五：津液不足，无水舟停者，间服增液，再不下者，增液承气汤主之。"

【组成】 玄参30克，麦冬（连心）、生地黄各25克，大黄9克，芒硝4.5克。

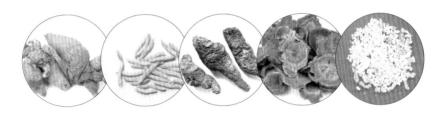

【用法】 水8杯，煮取2杯，先服1杯，不知，再服。

【功用】 滋阴增液，泻热通便。

【主治】 热结阴亏证。燥屎不行，下之不通，脘腹胀满，口干唇燥，舌红苔黄，脉细数。

【方义方解】 本方主治热结阴亏，燥屎不行之证。温热之邪，最易伤津耗液，热结胃肠，津液被灼，肠腑失调，传导失常，故燥屎不行。燥屎不行，邪热愈盛，阴津渐竭，故肠中燥屎虽用下法而不通，此即《温病条辨》"津液不足，无水舟停"之证。口干舌燥，舌红苔黄，乃热伤津亏之证。根据以上病机，治当滋阴增液，泄热通便。方中重用玄参为君，滋阴泄热通便；麦冬、生地黄为臣，滋阴生津，君臣相合，即增液汤，功能滋阴清热，增液通便；大黄、芒硝泄热通便、软坚润燥。

【运用】

1. **辨证要点**　本方专为温病热结阴亏的便秘而设。以燥屎不行，下之不通，脘腹胀满，口干唇燥，苔黄，脉细数为证治要点。

2. **现代运用**　急性传染病高热、便秘、津液耗伤较重，以及痔疮日久，大便燥结不通，属热结阴亏者均可应用。

3. **加减变化**　本方主要用于温病后期，津液损伤后，又内有积滞的病证。偏于阴亏者，应重用玄参、麦冬、生地黄；偏于积滞者，则重用大黄、芒硝。

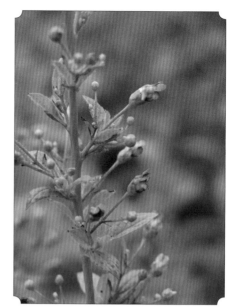

玄参

4. **使用注意**　本方滋阴增液之中又能泻下热结，主治阴液亏损又有燥热内结所致的大便秘结，但以滋阴增液之力较强，对阳明腑实证宜用大承气汤，阳虚便秘者不宜用本方。泻下剂大都耗损胃气，得效即止，慎勿过剂。

【方论精粹】

1. 何廉臣《重订广温热论》："鞠通重用细生地、玄参、麦冬，合调胃承气，名曰增液承气汤。方从吴又可养荣承气汤套出，皆为热结液枯，肠燥便秘而设。"

2. 冉先德《历代名医良方注释》："温病热结阴亏，燥屎不行者，下法宜慎。此乃津液不足，无水舟停，间服增液汤（生地、玄参、麦冬），即有增水行舟之效；再不下者，然后再与增液承气汤缓缓服之，增液通便，邪正兼顾。方中生地、玄参、麦冬甘寒、咸寒，滋阴增液；配伍大黄、芒硝苦寒、咸寒，泻热通便，合为滋阴增液，泻热通便之剂。"

黄连黄芩汤

【方歌】

> 黄连黄芩郁豉侪，阳明温病有干呕。
> 口苦而渴中宫乱，未可下时此场谋。

【方源】 《温病条辨》："阳明温病，干呕口苦而渴，尚未可下者，黄连黄芩汤主之。"

【组成】 黄连、黄芩、香豆豉各 6 克，郁金 4.5 克。

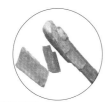 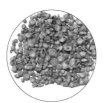 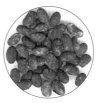 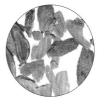

【用法】 用水 1 升，煮取 400 毫升，分 2 次服。

【功用】 清热化浊。

【主治】 阳明温病，干呕，口苦而渴，尚未可下者。

【方义方解】 本证病机为胆经郁热，不得发越。治宜清宣郁热。温热，燥病也。其呕，由于邪热挟秽，扰乱中宫而然，故以黄连、黄芩彻其热，以郁金、香豆豉宣化其秽，全方苦寒降泄、辛开化浊，故为"苦寒微辛法"。

【运用】

1. **辨证要点** 临床以身热心烦，干呕，口苦而渴，尿少，舌苔黄，脉弦数为辨证要点。

2. **现代运用** 用于急性胆囊炎，胆道感染，胃肠炎等。

【方论精粹】

《温病条辨》："温热，燥病也，其呕由于邪热夹秽，扰乱中宫而然，故以黄连、黄芩彻其热，以芳香蒸变化其浊也。"

冬地三黄汤

【方歌】

> 冬地三黄芩柏连，玄参甘草共相添。
> 芦根汁与银花露，温病津亏湿热兼。

【方源】《温病条辨》："阳明温病，无汗，实证未剧，不可下，小便不利者，甘苦合化，冬地三黄汤主之。"

【组成】麦冬24克，黄连、黄芩、黄柏各3克，苇根汁（冲）、金银花露（冲）各半酒杯，细生地黄、玄参各12克，生甘草9克。

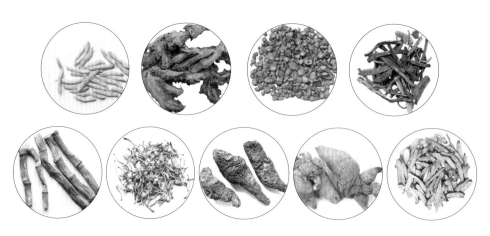

【用法】用水800毫升，煮取300毫升，分2次服。以小便得利为度。

【功用】养阴生津，清热泻火。

【主治】阳明温病，邪热伤阴，无汗，小便不利者。

【方义方解】本证因内热阴虚所致，故用生地黄、麦冬、玄参为增液汤，滋阴清热；黄连、黄芩、黄柏清热燥湿；金银花辛凉清解；苇根清热生津；甘草清热益气。方中用三黄之苦以清热，苇根、增液汤、金银花、生甘草之甘寒清肺润燥，使燥热消散，气化复常，则小便自利，故为"甘苦合化阴气法"。

【运用】

1. **辨证要点**　临床以小便短少不利，发热，口渴无汗，舌干红，苔黄燥，脉细数为辨证要点。

2. **现代运用**　用于流行性出血热，散发性脑炎等。

3. **使用注意**　兼有湿邪者慎用本方。以防本法所用药物有寒凉滋腻之弊。服药期间忌食辛辣、生冷、油腻食物，并戒烟禁酒。根据药食相克与相宜，在服药期间不宜食用猪肉等食物。

【方论精粹】

1.《温病条辨》："大凡小便不通，有责之膀胱不开者，有责之上游结热者，有责之肺气不化者。温病之小便不通，无膀胱不开证，皆上游（指小肠而言）热结，与肺气不化而然也。小肠火腑，故以三黄苦药通之；热结则液干，故以甘寒润之；金受火刑，化气维艰，故倍用麦冬以化之。"

2. 张秉成《成方便读》："冬地三黄汤，麦冬八钱，黄连一钱，芦根汁半酒杯（冲），玄参四钱，黄柏一钱，银花露半酒杯（冲），细生地四钱，黄芩一钱，生甘草三钱，水八杯，煮取三杯，分三次服。以小便得利为度。治阳明温病，实证未剧，湿热相兼，不可下，小便不利，阴津不足者，此汤主之。夫温病一证，与伤寒迥异。伤寒虑在亡阳，及至寒邪化热，传入胃腑，证见燥实，乃成下证。温病虑在伤阴，内多湿热，即使邪入阳明，而成可下之证，其黏腻交固之气，有非下法可以去者，而阴气愈热愈伤，势不得不两顾而治，故以生地、玄参、麦冬之养阴津，三黄之化湿热。银花露、芦根汁皆系甘凉清润之品，一可解温邪于外，一可清温邪于中。用甘草者，缓病之急，和药之性耳。"

3. 叶子雨《评注温病条辨》："小便不利而渴者，热在上焦，法当淡渗。小便不利而不渴者，热在下焦，法当苦寒。若屡经汗下，小便不利者，阴竭也，法当育阴，则渗利苦燥又非所宜矣。审证处方，不可误也。"

4. 吴藻江《新括温病条辨证方歌诀》："此方主治阳明病无汗，下证未剧，只宜泻火腑，通小便。金受火刑，泛化气之力，以致小便不通，乃上游热结之不通，非膀胱之不开症，只宜苦甘化阴，非淡渗八正辈所可治也。"

小陷胸加枳实汤

【方歌】

> 小陷胸加枳实汤，连夏瓜蒌却病殃。渴饮求凉胸下痛，头晕身热暑温伤。
> 黄滑舌苔洪滑脉，阳明便秘溲无长。不恶寒而但恶热，苦辛寒法胜琼浆。

【方源】 《温病条辨》："脉洪滑，面赤，身热，头晕，不恶寒，但恶热，舌上黄滑苔，渴欲凉饮，饮不解渴，得水则呕，按之胸下痛，小便短，大便闭者，阳明暑温，水结在胸也，小陷胸汤加枳实主之。"

【组成】 黄连、枳实各6克，瓜蒌9克，半夏18克。

【用法】 上药用水1升，煮取400毫升，分2次服。

【功用】 清热化痰。

【主治】 阳明暑温，水结在胸，面赤身热头晕，不恶寒，但恶热，渴欲凉饮，饮不解渴，得水则呕，按之心下痛，小便短，大便闭，苔黄滑，脉洪滑者。

【方义方解】 脉洪面赤，不恶寒，病已不在上焦矣。暑兼温热，热甚则渴，引水求救。湿郁中焦，水不下行，反来上逆，则呕。胃气不降，则大便闭。故以黄连、瓜蒌清在里之热痰，半夏除水痰而强胃，加枳实者，取其苦辛通降，开幽门而引水下行也。

【方论精粹】

《张仲景方方族》："小陷胸加枳实汤，治阳明暑温，水结在胸，面赤身热头晕，不恶寒，但恶热，渴欲凉饮，饮不解渴，得水则呕，按之心下痛，小便短，大便闭，苔黄滑，脉洪滑者。清热化痰，宽胸散结。黄连、枳实各二钱，瓜蒌三钱，半夏五钱。水煎，分两次服。"

三石汤

【方歌】

> 三石汤用金汁调,银通杏竹滑寒膏。
> 三焦暑热舌黄滑,气分邪浸此法超。

【方源】 《温病条辨》:"暑温蔓延三焦,舌滑微黄,邪在气分者,三石汤主之。"

【组成】 生石膏15克,寒水石、苦杏仁、飞滑石、金银花(用金银花露更好)各9克,竹茹(炒)、白通草各6克,金汁(冲)1酒杯。

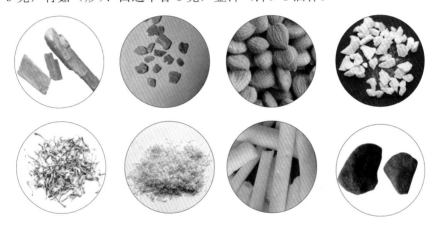

【用法】 取清水1升,煎成400毫升,分2次温服。

【功用】 清热利湿,宣通三焦。

【主治】 治暑湿弥漫三焦,邪在气分,身热汗出,面赤耳聋,胸脘痞闷,下利稀水,小便短赤,咳嗽带血,不甚渴饮,舌质红,苔黄滑,脉滑数。

【方义方解】 此微苦辛寒兼芳香法也。盖肺病治法,微苦则降,过苦反过病所,辛凉所以清热,芳香所以败毒而化浊也。按三石,紫雪丹中之君药,取其得庚金之气,清热退暑利窍,兼走肺胃者也;方中杏仁宣开上焦肺气,石膏、寒水石、竹茹清中焦之热,滑石、通草利下焦湿热,金银花、金汁涤暑解毒。诸药合用。共奏清热和湿、宣通三焦之功。

【方解】

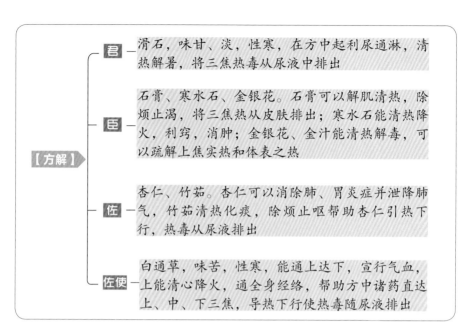

君 — 滑石，味甘、淡，性寒，在方中起利尿通淋，清热解暑，将三焦热毒从尿液中排出

臣 — 石膏、寒水石、金银花。石膏可以解肌清热，除烦止渴，将三焦热从皮肤排出；寒水石能清热降火，利窍，消肿；金银花、金汁能清热解毒，可以疏解上焦实热和体表之热

佐 — 杏仁、竹茹。杏仁可以消除肺、胃炎症并泄降肺气，竹茹清热化痰，除烦止呕帮助杏仁引热下行，热毒从尿液排出

佐使 — 白通草，味苦，性寒，能通上达下，宣行气血，上能清心降火，通全身经络，帮助方中诸药直达上、中、下三焦，导热下行使热毒随尿液排出

【运用】

1. **辨证要点**　本方证以身热面赤，耳聋，头身困重，胸闷脘痞，或咯痰带血，下利稀水，小便短赤，不甚渴饮，舌红赤，苔黄滑为辨证要点。

2. **现代运用**　用于流行性乙型脑炎（初期），斑疹伤寒（中期）等。

【方论精粹】

《温病条辨》："三石，紫雪丹中之君药，取其清热退暑利窍，兼走肺胃者也。杏仁、通草为宣气分之用，且通草直达膀胱，杏仁直达大肠；竹茹以通脉络；金汁、银花败暑中热毒。"

加味清宫汤

【方歌】

> 加味清宫知银花，竹沥五匙冲入加。
> 暑热三焦入血分，舌绛苔少服之佳。

【方源】 《温病条辨》："暑温蔓延三焦，舌滑微黄，邪在气分者，三石汤主之；邪气久留，舌绛苔少，热搏血分者，加味清宫汤主之。"

【组成】 清宫汤加知母 9 克，金银花 6 克。

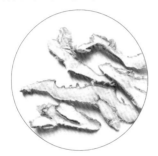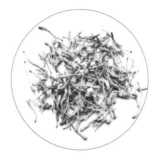

【用法】 竹沥 5 茶匙冲入服。

【功用】 清心解毒，养阴生津。

【主治】 暑温漫延三焦，邪气久留，舌绛苔少，热搏血分者。

【方义方解】 方中用清宫汤咸寒甘苦泄热凉营，清心滋液，加知母清肺滋阴，金银花解毒清暑，竹沥清热化暑，消渴止烦。全方共清心包之暑热。

【方论精粹】

　　《温病条辨》："此苦辛寒法也。知母泻阳明独胜之热，而保肺清金；银花败毒而清络；竹沥除胸中大热，止烦闷消渴；合清宫汤为暑延三焦血分之治也。"

杏仁滑石汤

【方歌】

> 杏仁滑石方，橘半朴芩通。
> 郁连三焦受，伏暑暑温清。
> 症见胸痞闷，舌白潮热生。
> 烦渴还自利，溺短汗不停。

【方源】 《温病条辨》："暑温伏暑，三焦均受，舌灰白，胸痞闷，潮热呕恶，烦渴自利，汗出溺短者，杏仁滑石汤主之。"

【组成】 苦杏仁、滑石、厚朴、半夏各9克，黄芩、郁金各6克，橘红4.5克，黄连、通草各3克。

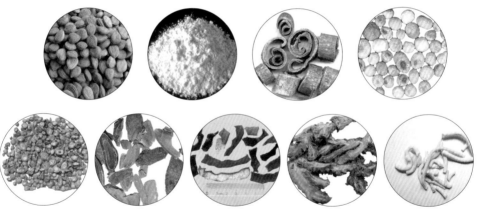

【用法】 水1.6升，煮取600毫升，分3次服。

【功用】 宣畅气机，清利湿热。

【主治】 湿热弥漫三焦，胸脘痞闷，潮热呕恶，烦渴自利，汗出溺短，舌灰白。

【方义方解】 本方主要治疗暑湿弥漫三焦之症，因湿热并重，故方中用药清热与化湿并用。方中杏仁、滑石、半夏行气利湿；黄芩、厚朴、郁金清热行气；橘红、黄连、白通草清利湿热。

【运用】

1. **辨证要点** 临床应用以舌灰白，胸痞闷，潮热，呕恶，烦渴，自利，汗出溺短者为辨证要点。

2. **加减变化** 气虚者，加西洋参；湿重者，加佩兰、大腹皮、泽兰、苍术；热重者，加生石膏、金银花、连翘；大便溏者，加葛根、败酱草；寒热如疟、热势弛张不退者，加青蒿、赤茯苓、青黛。

3. **现代运用** 可用于治疗胆囊炎、肝炎有上述证者。

4. **使用注意** 痞、吐、利兼见少阳三焦湿热而见口渴、多汗、溺短者，可以投此。

【方论精粹】

《温病条辨》："热处湿中，湿蕴生热，湿热交混，非偏寒偏热可治，故以杏仁、滑石、通草先宣肺气，由肺而达膀胱以利湿；厚朴苦温而泻湿满；芩、连清里而止湿热之利；郁金芳香走窍而开闭结；橘、半强胃而宣湿化痰，以止呕恶，俾三焦湿处之邪，各得分解矣。"

苦杏仁

药材档案

【别名】杏仁、杏子、北杏、木落子、光北杏、光中杏。

【药材特征】本品呈扁心形，长 1 ~ 1.9 厘米，宽 0.8 ~ 1.5 厘米，厚 0.5 ~ 0.8 厘米。表面黄棕色至深棕色。一端尖，另端钝圆，肥厚，左右不对称，尖端一侧有短线形种脐，圆端合点处向上具多数深棕色的脉纹。种皮薄，子叶 2，乳白色，富油性。气微，味苦。

【性味归经】苦，微温。有小毒。归肺、大肠经。

【功效主治】降气止咳平喘，润肠通便。用于咳嗽气喘，胸满痰多，肠燥便秘。

半苓汤

【方歌】

> 半苓通朴连，脾湿此可宣，不饥因中阻，苦辛淡渗痊。

【方源】 《温病条辨》："足太阴寒湿，痞结胸满，不饥不食，半苓汤主之。"

【组成】 半夏、茯苓块各 15 克，黄连 3 克，厚朴 9 克，通草 24 克。

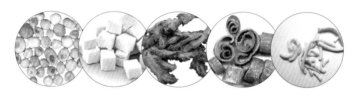

【用法】 用水 1.2 升，煮通草成 800 毫升，再入余药，煮成 300 毫升，分 3 次服。

【功用】 燥湿利水。

【主治】 湿郁于脾，胸部痞满，不饥不食。

【方义方解】 此方用半夏燥湿运脾，恢复脾运；厚朴醒脾化湿，行气除满；茯苓、通草通调水道，导湿下行；稍佐黄连燥湿和脾，清其郁热，合而用之，体现苦辛淡渗，运脾除湿之法。

【运用】

1. **加减变化** 脾虚者去黄连加白蔻；呕恶加藿香、紫苏梗；食欲缺乏加山楂、鸡内金、炒谷芽或麦芽。

2. **现代运用** 本方有化胃和湿之功效，用于寒湿阻滞中焦所致痞满、食欲缺乏、呕逆等。今用于胃手术后苔白腻，伴有呕恶，腹胀纳呆、便秘或腹泻等术后反应有效。

【方论精粹】

叶霖："太阴湿满，舌苔多白厚黏腻，或中见灰黑而滑，其满在心下胃脘，较阳明实满不同，治宜苦温开之，如苍术、厚朴、二陈之属。若热湿阳郁夹痰固结痞满，按之而痛，始可仿半夏泻心、小陷胸法治之。云太阴寒湿，断非寒凉可愈。"

草果茵陈汤

【方歌】

> 草果茵陈猪苓朴，泽泻三皮广腹苓。
> 中焦滞痞寒湿困，舌上灰滑取其通。

【方源】 《温病条辨》："足太阴寒湿，舌灰滑，中焦滞痞，草果茵陈汤主之；面目俱黄，四肢常厥者，茵陈四逆汤主之。"

【组成】 草果3克，茵陈、茯苓皮各9克，厚朴、猪苓、大腹皮各6克，广皮、泽泻各4.5克。

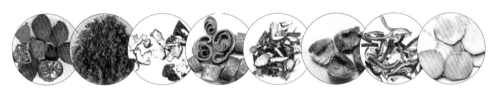

【用法】 上药加水5杯，煮成2杯药液，分2次服下。

【功用】 行气除满，利湿退黄。

【主治】 足太阴寒湿，舌灰滑，中焦滞痞。

【方义方解】 本方用草果为君。茵陈祛陈生新，生发阳气的功能最快，故以为佐。裹以大腹皮、厚朴、广皮共成泻痞之功。导以猪苓、泽泻使湿外出，其治湿治痞结，非温通而兼开窍不可。

【方论精粹】

《温病条辨》："湿滞痞满，非温通而兼开窍不可，故以草果为君。茵陈因陈生新，生发阳气之机最速，故以之为佐。广皮、大腹、厚朴，共成泻痞之功。猪苓、泽泻以导湿外出也。"

椒附白通汤

【方歌】

> 椒附白通姜胆随，脉迟舌白苔滑灰。
> 不寐不食便塞室，腹痛肢逆是寒湿。

【方源】 《温病条辨》："足太阴寒湿，舌白滑，甚则灰，脉迟，不食，不寐，大便室塞，浊阴凝聚，阳伤腹痛，痛甚则肢逆，椒附白通汤主之。"

【组成】 生附子（炒黑）9克，川椒（炒黑）、淡干姜各6克，葱白3茎，猪胆汁半烧酒杯（去渣后调入）。

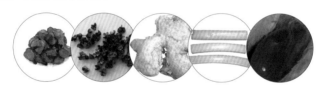

【用法】 上药加水5杯，煮成两杯药液，放凉后分2次服下。

【功用】 齐通三焦之阳，急驱浊阴。

【主治】 阴盛格阳，腹痛、厥逆。

【方义方解】 本证因脾阳虚而不运，寒湿凝聚格阳所致，故用白通汤温里散寒通阳，川椒散寒止痛，猪胆汁咸寒反佐。

【方论精粹】

《温病条辨》："此苦辛热法复方也。苦与辛合，能降能通，非热不足以胜重寒而回阳。附子益太阳之标阳，补命门之真火，助少阳之火热。盖人之命火，与太阳之阳少阳之阳旺，行水自速。三焦通利，湿不得停，焉能聚而为痛，故用附子以为君，火旺则土强。干姜温中逐湿痹，太阴经之本药，川椒燥湿除胀消食，治心腹冷痛，故以二物为臣。葱白由内而达外，中空通阳最速，亦主腹痛，故以为之使。浊阴凝聚不散，有格阳之势，故反佐以猪胆汁，猪水畜，属肾，以阴求阴也；胆乃甲木，从少阳，少阳主开泄，生发之机最速。此用仲景白通汤，与许学士椒附汤，合而裁制者也。"

附子理中汤去甘草加广皮厚朴汤

【方歌】

> 阳明寒湿苔白腐，肛门坠痛便失常。
> 附子理中去甘草，拈来陈朴术参姜。

【方源】　《温病条辨》："阳明寒湿，舌白腐，肛坠痛，便不爽，不喜食，附子理中汤去甘草加广皮、厚朴汤主之。"

【组成】　生茅术 9 克，人参、炮干姜、广陈皮、生附子（炮黑）各 4.5 克，厚朴 6 克。

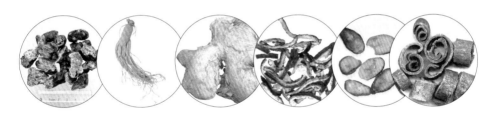

【用法】　上药加水 5 杯，煮成两杯药液，分 2 次服下。

【功用】　健脾化湿，温中祛寒，行气除满。

【主治】　阳明寒湿，舌白腐，肛坠痛，便不爽，不喜食。

【方义方解】　九窍不和，皆属胃病。胃受寒湿所伤，故肛门坠痛而便不爽；阳明失阖，故不喜食。理中之人参补阳明之正，苍术补太阴而渗湿，姜、附运坤阳以劫寒，盖脾阳转而后湿行，湿行而后胃阳复。去甘草，畏其满中也；加厚朴、广皮，取其行气。合而言之，辛甘为阳，辛苦能通之义也。

苓姜术桂汤

【方歌】

> 苓姜术桂此名汤，只为中焦湿伤阳。
> 借此宣通寒自却，何愁寒热痞难尝。

【方源】 《温病条辨》："寒湿伤脾胃两阳，寒热，不饥，吞酸，形寒，或脘中痞闷，或酒客湿聚，苓姜术桂汤主之。此兼运脾胃，宣通阳气之轻剂也。"

【组成】 茯苓块15克，生姜、炒白术、桂枝9克。

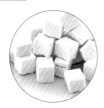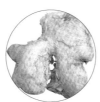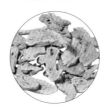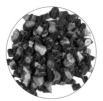

【用法】 水5杯，煮取4杯，分温再服。

【功用】 运脾胃，宣通阳气。

【主治】 寒湿伤脾胃两阳，寒热，不饥，吞酸，形寒，或脘中痞闷，或酒客湿聚。

【方义方解】 寒湿困阻脾胃，中阳不运，气机阻滞，则见寒热，不饥，吞酸，形寒，或脘中痞闷等症。方以苓桂术甘汤加减而成，去甘草之壅滞，加生姜宣胃除湿，茯苓、白术补脾渗湿，桂枝通阳化气，全方取苦辛温为法。

【方论精粹】

　　叶天士《临证指南医案》："王三五，脉迟缓，饮酒便溏，遗精数年不已，近日腰髀足膝坠痛麻木。此湿凝伤其脾肾之阳，滋填固涩，决不应病。先议用苓姜术桂汤，祛湿暖土，再商后法。"

理中汤

【方歌】

> 理中参草配术姜，寒热腹痛不渴详。
> 脾胃阳伤湿为害，霍乱身痛吐利狂。

【方源】 《温病条辨》："湿伤脾胃两阳，既吐且利，寒热身痛，或不寒热，但腹中痛，名曰霍乱。寒多，不欲饮水者，理中汤主之。"

【组成】 人参、甘草、白术、干姜各90克。

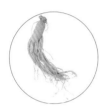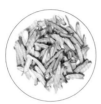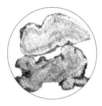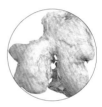

【用法】 用水1.6升，煮取600毫升，去滓，每次温服200毫升，一日3服。服汤后，如食顷，饮热粥200毫升左右，微自温，勿揭衣被。

【功用】 温中祛寒，补气健脾。

【主治】 脾胃虚寒证，自利不渴，呕吐腹痛，腹满不食及中寒霍乱，阳虚失血，如吐血、便血或崩漏，胸痹虚证，胸痛彻背，倦怠少气，四肢不温。现用于急性、慢性胃炎、胃窦炎、溃疡病、胃下垂、慢性肝炎等属脾胃虚寒者。

【方义方解】 方中干姜温运中焦，以散寒邪为君；人参补气健脾，协助干姜以振奋脾阳为臣；佐以白术健脾燥湿，以促进脾阳健运；使以炙甘草调和诸药，而兼补脾和中，以蜜和丸，取其甘缓之气调补脾胃。诸药合用，使中焦重振，脾胃健运，升清降浊机能得以恢复，则吐泻腹痛可愈。

四逆汤

【方歌】

> 四逆汤中附草姜，四肢厥冷急煎尝。
> 腹痛吐泻脉沉细，急投此方可回阳。

【方源】 《温病条辨》："吐利汗出，发热恶寒，四肢拘急，手足厥逆，四逆汤主之。"

【组成】 炙甘草60克，干姜45克，生附子1枚（去皮）。

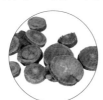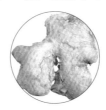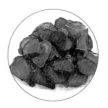

【用法】 水煎温服。

【功用】 回阳救逆。

【主治】 少阴病，四肢厥逆，恶寒蜷卧，呕吐腹痛，下利清谷，神衰欲寐，以及太阳病误汗亡阳，脉沉迟微细者。

【方义方解】 方中生附子大辛大热，温壮肾阳，祛寒救逆为君；干姜辛热，温里祛寒，以加强附子回阳之效为臣；炙甘草甘温，益气和中，并缓解附、姜燥烈之性为佐、使。三味配合，具有回阳救逆之功。

【运用】

1. 加减变化 若脐上筑者，肾气动也，去术加桂四两；吐多者，去术加生姜90克；下多者还用术；悸者加茯苓60克；渴欲饮水者，加术足前成125克；腹中痛者，加人参足前成125克；寒者，加干姜足前成125克；腹满者，去术加附子一枚；服汤后，如食顷，饮热粥一升许，微自汗，勿揭衣服。

2. 现代运用 现用于心肌梗死，心力衰竭，急性胃肠炎吐泻失水，以及急性病大汗出而见虚脱者。

九痛丸

【方歌】

> 九病狼牙九痛寻，吴萸巴豆附姜参。
> 血病坠车与落马，连年积冷注胸心。

【方源】 《温病条辨》："卒中寒湿，内挟秽浊，眩冒欲绝，腹中绞痛，脉沉紧而迟，甚则伏，欲吐不得吐，欲利不得利，甚则转筋，四肢欲厥，别名发痧，又名干霍乱，转筋者，别名转筋火，古方书不载，蜀椒救中汤主之，九痛丸亦可服。"

【组成】 附子 90 克，生狼牙、人参、干姜、吴茱萸、巴豆（去皮芯熬碾如膏）各 30 克。

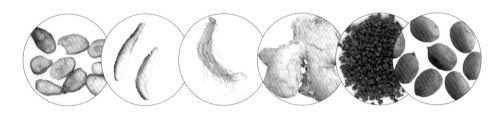

【用法】 上药用蜜调和制成药丸，如梧桐子大小，以酒送服。身体强健的人，开始服 3 丸，每日服 3 次；身体较弱的人，开始服两丸。

【功用】 温通补虚，杀虫止痛。

【主治】 九种心痛，兼治卒中恶，腹胀痛，口不能言，又治连年积冷，流注心胸痛，并冷冲上气，落马坠车血疾等。

【方论精粹】

《温病条辨》："《内经》有五脏胃腑心痛，并痰虫食积，即为丸痛也。心痛之因，非风即寒，故以干姜、附子驱寒壮阳，吴茱萸能降肝脏浊阴下行，生野狼牙善驱浮风，以巴豆驱逐痰虫陈滞之积，人参养正驱邪，因其药品气血皆入，补泻攻伐皆备，故治中恶腹胀痛等证。"

蜀椒救中汤

【方歌】

> 卒中寒湿盛夏须，腹中绞痛脉来沉，兼紧兼迟甚则伏，欲吐欲利腿转筋。
> 四肢欲厥发痧症，急驱阴浊早回春。内挟秽浊成眩冒，救中椒朴姜榔陈。

【方源】 《温病条辨》："卒中寒湿，内挟秽浊，眩冒欲绝，腹中绞痛，脉沉紧而迟，甚则伏，欲吐不得吐，欲利不得利，甚则转筋，四肢欲厥，别名发痧，又名干霍乱，转筋者，别名转筋火，古方书不载，蜀椒救中汤主之。"

【组成】 蜀椒（炒出汗）、厚朴各9克，淡干姜12克，槟榔、广陈皮各6克。

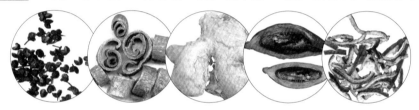

【用法】 上药加水500毫升，煮成200毫升药液，分两次服。如兼有"转筋"者，可加桂枝9克、薏苡仁9克、防己15克；如有四肢发冷者，可加附子6克。

【功用】 温中行气，化湿辟秽。

【主治】 发痧。卒中寒湿，内挟秽浊，眩冒欲绝，腹中绞痛，脉沉紧而迟，甚则伏，欲吐不得吐，欲利不得利，甚则转筋，四肢欲厥。

【方义方解】 本证因卒中寒湿、秽浊所致，故用蜀椒、干姜温中散寒止痛，厚朴以化湿浊，槟榔以散结气，广皮消滞。全方苦辛温通，"急驱浊阴，所以救中焦之真阳也"。

【方论精粹】

> 《温病条辨》："以大建中之蜀椒，急驱阴浊下行，干姜温中，去人参、胶饴者，畏其满而守也，加厚朴以泻湿中浊气，槟榔以散结气，直达下焦，广皮通行十二经之气，改名救中汤，急驱浊阴，所以救中焦之真阳也。"

人参泻心汤

【方歌】

> 芩连枳实参干姜，湿热痞结泻心阳。
> 苔白渴利心下痛，痞结滞下亦可商。
> 上焦蒙神中昏乱，痞在心下躁烦狂。
> 加芍缘为理虚陷，脉缓邪蕴宜此方。

【方源】 《温病条辨》卷："湿热上焦未清，里虚内陷，神识如蒙，舌滑脉缓，人参泻心汤加白芍主之。"

【组成】 人参、干姜、生白芍各6克，黄连、黄芩各4.5克，枳实3克。

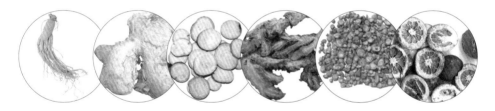

【用法】 上药用水5杯，煎煮成2杯，分2次服。药渣可加水再煎煮1杯服下。

【功用】 调和肠胃。

【主治】 上焦温热未消，里虚内陷，神志如蒙，舌滑，脉缓。

【方义方解】 本方为苦辛寒兼甘法。里虚，故用人参以护里阳，白芍以护真阴；湿陷于里，故用干姜、枳实之辛通；湿中兼热，故用黄芩、黄连之苦降。此邪已内陷，其势不能还表，法用通降，从里治之。

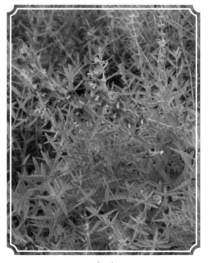

黄芩

三香汤

【方歌】

> 三香降郁豉栀桔，枳壳蒌皮上走邪。
> 湿热口鼻募原道，揭开机窍纳食贴。

【方源】 《温病条辨》："湿热受自口鼻，由募原直走中道，不饥不食，机窍不灵，三香汤主之。"

【组成】 瓜蒌皮、桔梗、降香末各9克，黑山栀、枳壳、郁金、香豆豉各6克。

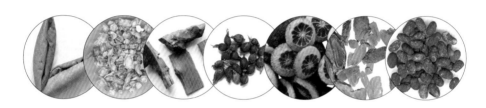

【用法】 上药用水1升，煮取400毫升，分2次温服。

【功用】 清热利湿。

【主治】 湿热受自口鼻，由募原直走中道，不饥不食，机窍不灵者。

【方义方解】 本证因湿热内阻，机窍不灵，故用瓜蒌皮、桔梗、枳壳微苦微辛开上，山栀寒以清热，香豆豉、郁金、降香化中上之秽浊而开郁。

【方论精粹】

《温病条辨》："按此证由上焦而来，其机尚浅，故用蒌皮、桔梗、枳壳微苦微辛开上，山栀轻浮微苦清热，香豉、郁金、降香化中上之秽浊而开郁。上条以下焦为邪之出路，故用重；此条以上焦为邪之出路，故用轻；以下三焦均受者，则用分消。彼此互参，可以知叶氏之因证制方，心灵手巧处矣！惜散见于案中而人多不察，兹特为拈出，以概其余。"

茯苓皮汤

【方歌】

> 茯苓皮汤生苡仁，腹皮通草合猪苓。
> 竹叶二钱水八杯，淡渗利湿小便行。

【方源】 《温病条辨》："吸受秽湿，三焦分布，热蒸头胀，身痛呕逆，小便不通，神识昏迷，舌白，渴不多饮，先宜芳香通神利窍，安宫牛黄丸；续用淡渗分消浊湿，茯苓皮汤。"

【组成】 茯苓皮、生薏苡仁各 15 克，猪苓、大腹皮、白通草各 9 克，淡竹叶 6 克。

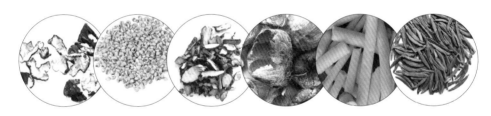

【用法】 用水 1.6 升，煮取 600 毫升，分 3 次服。

【功用】 淡渗除湿。

【主治】 湿温，吸受秽湿，三焦分布，热蒸头胀，身痛呕逆，小便不通，神识昏迷，舌白，渴不多饮，用芳香通神利窍之安宫牛黄丸后，湿浊内阻者。

【方义方解】 本证病机为湿浊久困中焦，上下阻遏气机。治宜淡渗利湿。方中茯苓皮、生薏苡仁、猪苓、白通草清利湿热，大腹皮行气降逆，淡竹叶清热。方中淡渗利湿为主，兼用辛凉清解，属于"淡渗兼微辛微凉法"。

【运用】

1. **辨证要点** 临床以小便不通，热蒸头胀神志昏蒙，渴不多饮，身痛呕逆，脘痞腹胀，舌苔白腻为辨证要点。

2. **现代运用** 用于伤寒、副伤寒，急性肾小球肾炎等。

【方论精粹】

《温病条辨》："茯苓皮汤，由茯苓皮、生苡仁、猪苓、大腹皮、白通草、淡竹叶组成。功能清热利水渗湿。用于三焦湿热，发热，头身胀痛，呕逆，渴不多饮，小便不利，苔白。"

薏苡仁
药 材 档 案

【别名】薏米、薏仁、苡仁、回回米、薏珠子。

【药材特征】本品呈宽卵形或长椭圆形，长 4 ~ 8 毫米，宽 3 ~ 6 毫米。表面乳白色，光滑，偶有残存的黄褐色种皮；一端钝圆，另一端较宽而微凹，有一淡棕色点状种脐；背面圆凸，腹面有一条较宽而深的纵沟。质坚实，断面白色，粉性。气微。味微甜。

【性味归经】甘、淡，凉。归脾、胃、肺经。

【功效主治】利水渗湿，健脾止泻，除痹，排脓，解毒散结。用于水肿，脚气，小便不利，脾虚泄泻，湿痹拘挛，肺痈，肠痈，赘疣，癌肿。

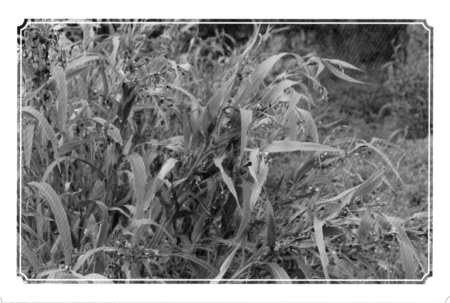

新制橘皮竹茹汤

【方歌】

> 新制橘皮竹茹汤，柿蒂姜汁哕者尝。
> 阳明湿温胃气壅，辛苦祛湿得安康。

【方源】 《温病条辨》："阳明湿温，气壅为哕者，新制橘皮竹茹汤主之。"

【组成】 橘皮、竹茹各9克，柿蒂7枚，姜汁3茶匙（冲）。

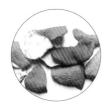 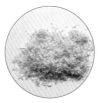 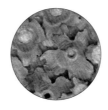 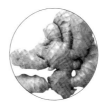

【用法】 上药用水5杯，煎煮成2杯，分两次趁热服下。若效果不明显，可再次服用。痰热较甚者，加竹沥、瓜蒌霜。兼有瘀血者，加桃仁。

【功用】 清化痰热，和胃降逆。

【主治】 阳明湿温，气壅发哕者。

【方义方解】 陈皮理气和中，竹茹清热安胃，柿蒂苦平，为止呃逆之要药，姜汁温胃止呕，本证因胃气不虚，故去人参、甘草。

【方论精粹】

《温病条辨》："按《金匮》橘皮竹茹汤，乃胃虚受邪之治，今治湿热壅遏胃气致哕，不宜用参甘峻补，故改用柿蒂。按柿成于秋，得阳明燥金之主气，且其形多方，他果未之有也，故治肺胃之病有独胜（肺之脏象属金，胃之气运属金）。柿蒂乃柿之归束处，凡花皆散，凡子皆降，凡降先收，从生而散而收而降，皆一蒂为之也，治逆呃之能事毕矣（再按：草木一身，芦与蒂为升降之门户，载生气上升者芦也，受阴精归藏者蒂也，格物者不可不于此会心焉）。"

一加减正气散

【方歌】

> 藿香正气散，加减五方通。
> 共取陈苓朴，因湿各有从。
> 曲麦杏腹茵，其一在走中。
> 豆卷通防薏，其二本行经。
> 舌黄滑杏取，其三久热平。
> 查曲合草果，其四气分行。
> 大腹苍术谷，其五胃脾恒。
> 湿秽遏气机，邪去气正功。

【方源】　《温病条辨》："三焦湿郁，升降失司，脘连腹胀，大便不爽，一加减正气散主之。"

【组成】　藿香梗、厚朴、杏仁、茯苓、绵茵陈皮各6克，广陈皮、大腹皮各3克，神曲、麦芽各4.5克。

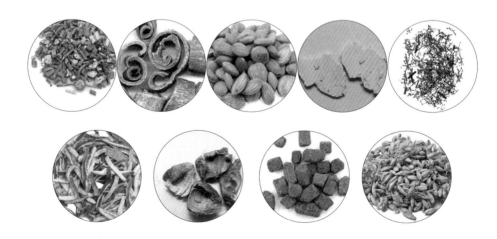

【用法】　加水1升，煮取400毫升，分2次温服。

【功用】　芳香化湿，理气和中。

【主治】　三焦湿郁，升降失司，脘腹胀满，大便溏垢不爽。

【方义方解】　中焦湿温，无须解表，故去紫苏、白芷；病在中焦无须上提，故去桔梗、甘草；病为湿温去术之温燥；藿香用梗，取其走中不走外；加杏仁利肺与大肠之气；茵陈宣湿郁；茯苓用皮以泻湿热之胜；麦芽升脾胃之气。

【运用】

1. **辨证要点**　临床以脘闷腹胀，大便不爽为辨证要点。
2. **现代运用**　用于胃肠型感冒、急性胃肠炎、细菌性痢疾等。

【方论精粹】

《温病条辨》："正气散本苦辛温兼甘法，今加减之，乃苦辛微寒法也。去原方之紫苏、白芷，无须发表也。去甘桔，此证以中焦为扼要，不必提上焦也。只以藿香化浊，厚朴、广皮、茯苓、大腹泻湿满，加杏仁利肺与大肠之气，神曲、麦芽升降脾胃之气，茵陈宣湿郁而动生发之气，藿香但用梗，取其走中不走外也。茯苓但用皮，以诸皮皆凉，泻湿热独胜也。"

厚　朴

药材档案

【别名】赤朴、川朴、重皮、烈朴、厚皮。

【药材特征】干皮：呈卷筒状或双卷筒状，长 30 ~ 35 厘米，厚 0.2 ~ 0.7 厘米，习称"筒朴"。近根部的干皮一端展开如喇叭口，长 13 ~ 25 厘米，厚 0.3 ~ 0.8 厘米，习称"靴筒朴"。外表面灰棕色或灰褐色，粗糙，有时呈鳞片状，较易剥落，有明显椭圆形皮孔和纵皱纹，刮去粗皮者显黄棕色。内表面紫棕色或深紫褐色，较平滑，具细密纵纹，划之显油痕。质坚硬，不易折断，断面颗粒性，外层灰棕色，内层紫褐色或棕色，有油性，有的可见多数小亮星。气香，味辛辣、微苦。

【性味归经】苦、辛，温。归脾、胃、肺、大肠经。

【功效主治】燥湿消痰，下气除满。用于湿滞伤中，脘痞吐泻，食积气滞，腹胀便秘，痰饮喘咳。

二加减正气散

【方源】 《温病条辨》："湿郁三焦，脘闷，便溏，身痛，舌白，脉象模糊，二加减正气散主之。"

【组成】 藿香梗、茯苓皮、木防己、薏苡仁各9克，广陈皮、厚朴、大豆黄卷各6克，川通草4.5克。

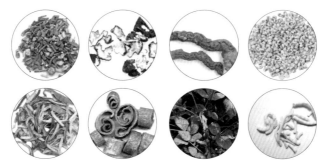

【用法】 上药用水800毫升，煮取300毫升，分2次服。

【功用】 芳香化湿，宣通经络。

【主治】 湿郁三焦，脘腹胀满，大便溏薄，身体疼痛，舌苔白，脉象模糊。

【方义方解】 二加减正气散的药物变化较大，仅用了原方中的藿香、桔梗、陈皮、厚朴四药，另加防己、薏苡仁通络宣痹以止身痛，大豆黄卷、通草以利水渗湿，以之治疗湿热郁于中焦，而致胸脘满闷，便溏身痛等症。

【运用】

1. **辨证要点** 临床以脘部闷胀，便溏，身体重痛，舌白腻，脉濡为辨证要点。

2. **现代运用** 用于急性、慢性胃炎，肠炎等。

【方论精粹】

《温病条辨》："上条中焦病重，故以升降中焦为要。此条脘闷便溏，中焦证也，身痛舌白，脉象模糊，则经络证矣，故加防己急走经络中湿郁。以便溏不比大便不爽，故加通草、薏仁，利小便所以实大便也。大豆黄卷从湿热蒸变而成，能化蕴酿之湿热，而蒸变脾胃之气也。"

三加减正气散

【方源】 《温病条辨》："秽湿着里，舌黄脘闷，气机不宣，久则酿热，三加减正气散主之。"

【组成】 藿香（连梗叶）、茯苓皮、苦杏仁各9克，厚朴6克，广皮4.5克，滑石15克。

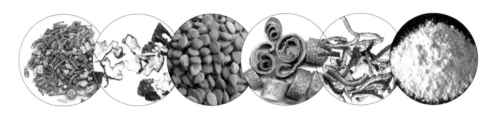

【用法】 水1升，煮取500毫升，分两次服。

【功用】 化湿理气，兼以清热。

【主治】 秽浊湿阻在里，邪郁气分，脘腹胀满，舌苔白滑，脉右缓者。

【运用】

1. **辨证要点** 临床以身热，胸脘满闷，大便溏泄，小便色黄，舌黄腻，脉濡为辨证要点。

2. **现代运用** 用于急性、慢性胃炎，肠炎等。

【方义方解】 本证因湿郁化热、湿重于热，故用藿香醒脾和胃、芳香化湿，杏仁利肺气、开水上之源，滑石清湿中之热，茯苓皮健脾利湿，佐以陈皮、厚朴调理中焦气机。

【方论精粹】

《温病条辨》："前两法，一以升降为主，一以急宣经隧为主。此则以舌黄之故，预知其内已伏热，久必化热，而身亦热矣，故加杏仁利肺气，气化则湿热俱化，滑石辛淡而凉，清湿中之热，合藿香所以宣气机之不宣也。"

四加减正气散

【方源】 《温病条辨》："秽湿着里，邪阻气分，舌白滑，脉右缓，四加减正气散主之。"

【组成】 藿香梗、茯苓各9克，厚朴、神曲各6克，广陈皮4.5克，草果3克，楂肉（炒）15克。

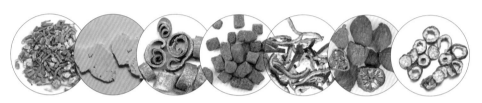

【用法】 用水1升，煮取400毫升，滓再煮200毫升，分3次服。

【功用】 化湿和中，行气消滞。

【主治】 湿温，秽湿着里，邪阻气分，脘闷，舌苔白滑，脉缓。

【方义方解】 本证因中气素虚，湿从寒化，寒湿阻滞所致，固方中芳香化湿之藿香、厚朴、陈皮、茯苓，另加草果芳香化浊，温运脾阳，山楂、神曲消食导滞，用以治疗湿浊偏重、阻滞脾阳，而致气机运行不畅。

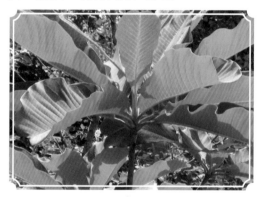

厚朴

【方论精粹】

《温病条辨》："以右脉见缓之故，知气分之湿阻，故加草果、楂肉、神曲，急运坤阳。使足太阴之地气不上蒸手太阴之天气也。"

五加减正气散

【方源】 《温病条辨》："秽湿着里，脘闷便泄，五加减正气散主之。"

【组成】 藿香梗、厚朴、苍术各6克，广陈皮、大腹皮各4.5克，茯苓块9克，谷芽3克。

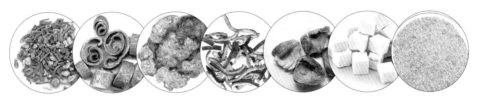

【用法】 水1升，煎煮至400毫升，一日2服。

【功用】 燥湿运脾，行气导滞。

【主治】 秽湿着里，脘闷便泄。

【方义方解】 本证因湿邪中阻，脾胃不运，固用藿香、陈皮、厚朴、茯苓，再加大腹皮行气除满利湿，苍术燥湿运脾，谷芽消食和胃以升发胃气，用以治疗"秽湿着里，脘闷便泄"者。

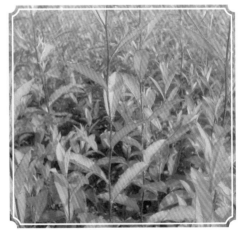

苍术

【方论精粹】

《温病条辨》："秽湿而致脘闷，故用正气散之香开；便泄而知脾胃俱伤，故加大腹运脾气，谷芽升胃气也。"

黄芩滑石汤

【方歌】

黄芩滑石茯苓皮，猪苓蔻通大腹皮。
泌尿感染湿热重，清热利湿效堪奇。

【方源】 《温病条辨》："脉缓身痛，舌淡黄而滑，渴不多饮，或竟不渴，汗出热解，继而复热，内不能运水谷之湿，外复感时令之湿，发表攻里，两不可施，误认伤寒，必转坏证，徒清热则湿不退，徒祛湿则热愈炽，黄芩滑石汤主之。"

【组成】 黄芩、滑石、茯苓皮、猪苓各9克，大腹皮6克，白蔻仁（后下）、通草各3克。

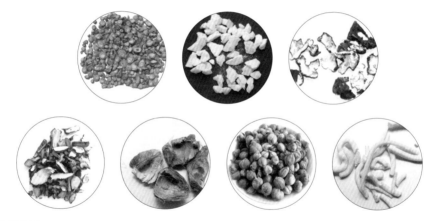

【用法】 水煎服。每日1剂，一日服2次。

【功用】 清热利湿。

【主治】 湿温发热身痛，汗出热解，继而复热，渴不多饮，或竟不渴，苔淡黄而滑，脉缓。

【方义方解】 本证病机为脾蕴湿热，湿热胶着。治宜清热利湿。本方以黄芩苦寒清热燥湿，滑石、茯苓皮、通草、猪苓清利湿热，白蔻仁、大腹皮化湿利水，兼以畅气，使气化则湿化。诸药合用，则湿祛热清，诸症自解。

【运用】

1. **辨证要点**　主要用于治疗湿温发热，湿热并重之证。临床应用以湿温发热、渴不多饮或竟不渴、舌苔淡黄而滑，为其辨证要点。

2. **加减变化**　若兼烦躁不安，可加黄连、木通；兼有暑湿，加鲜藿香、鲜佩兰；寒热反复或朝凉暮热，加青蒿、白薇。

3. **现代运用**　可用于泌尿系统感染、急性肾功能衰竭等病症。

【方论精粹】

　　赵绍琴《温病纵横》："方中黄芩清热燥湿；滑石清热利湿；茯苓皮、通草、猪苓淡渗利湿；大腹皮燥湿行气，使气行则湿易祛；白蔻仁辛温芳香，有醒脾胃、开湿郁之功。诸药相配，化湿清热，宣通气机，气机通畅，则胶着之邪可分消而解。本方用药，以滑石、茯苓皮、通草、猪苓淡渗通利；以大腹皮、白蔻仁行气。其组方立意，旨在畅气机、通三焦、利小便，使湿热胶着之邪，从小便而祛。正如吴鞠通所说：'共成宣气利小便之功，气化则湿化，小便利则火腑通而热自清矣。'"

黄 芩
药 材 档 案

　　【别名】宿肠、腐肠、条芩、子芩、黄金茶根、土金茶根。

　　【药材特征】本品呈圆锥形，扭曲，长8～25厘米，直径1～3厘米。表面棕黄色或深黄色，有稀疏的疣状细根痕，上部较粗糙，有扭曲的纵皱或不规则的网纹，下部有顺纹和细皱。质硬而脆，易折断，断面黄色，中心红棕色。老根中心呈枯朽状或中空，暗棕色或棕黑色。气微，味苦。

　　栽培品较细长，多有分枝。表面浅黄棕色，外皮紧贴，纵皱纹较细腻。断面黄色或浅黄色，略呈角质样。味微苦。

　　【性味归经】苦，寒。归肺、胆、脾、大肠、小肠经。

　　【功效主治】清热燥湿，泻火解毒，止血，安胎。用于湿温、暑湿，胸闷呕恶，湿热痞满，泻痢，黄疸，肺热咳嗽，高热烦渴，血热吐衄，痈肿疮毒，胎动不安。

小半夏加茯苓汤再加厚朴杏仁方

【方歌】

> 小半夏加茯苓汤，再加厚朴杏仁姜。
> 还需甘澜水共煮，祛痰清浊饮家康。

【方源】 《温病条辨》："两太阴暑温，咳而且嗽，咳声重浊，痰多不甚渴，渴不多饮者，小半夏加茯苓汤再加厚朴、杏仁主之。"

【组成】 半夏24克，茯苓块18克，厚朴、杏仁各9克，生姜15克。

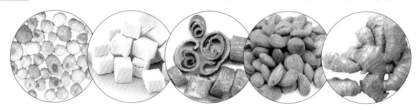

【用法】 甘澜水8杯，煮取3杯，温服，一日3服。

【功用】 清肺止咳。

【主治】 治咳而且嗽，咳声重浊。

【方义方解】 以小半夏加茯苓汤，蠲饮和中；再加厚朴、杏仁，利肺泻湿，预夺其喘满之路；水用甘澜，取其走而不守也。

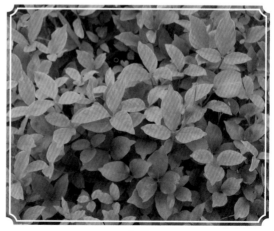

半夏

宣痹汤（苦辛通法）

【方歌】

> 宣痹汤用防己薏，蚕沙半夏滑翘栀。
> 赤豆杏仁同配入，湿热痹证此方施。

【方源】 《温病条辨》："湿聚热蒸，蕴于经络，寒战热炽，骨骱烦疼，舌色灰滞，面目萎黄，病名湿痹，宣痹汤主之。"

【组成】 防己、杏仁、滑石、薏苡仁各15克，连翘、栀子、半夏（醋炒）、晚蚕沙各9克，赤小豆皮9～15克。

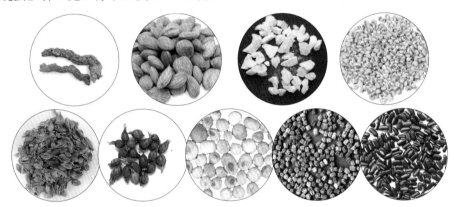

【用法】 水煎服。每日1剂，一日服2次。

【功用】 清热祛湿，宣通经络。

【主治】 湿热痹痛，症见高热寒战、面色萎黄晦暗、骨节疼痛、局部灼热红肿、小便短赤、苔灰腻或黄腻、脉濡数。

【方义方解】 本方治疗湿热之邪郁阻骨节经络所致的湿热痹痛之候。治宜清化湿热，宣痹止痛。方中防己苦辛而寒，祛湿清热，通利关节，宣痹止痛；杏仁入上焦降肺气，通调水道，滑石入下焦清利湿热，二药配伍，上下相应，畅达三焦之气，使水道通调，湿热有外泄之路；山栀泄热而通利三焦，导湿热从小便而泄；薏苡仁健脾而清利经络中湿热，赤小豆皮利经络之湿，二药配伍，有清利骨节经络之湿而通痹之功；半夏、晚蚕沙相伍，开郁化湿；连翘轻清宣泄，透邪外达。诸药共用，共奏清化湿热、通利关节、宣痹止痛之功。

【运用】

1. **辨证要点**　主要用于治疗湿热痹证。临床应用以骨节疼痛、局部红肿，或有发热、小便短赤、舌苔黄腻，为其辨证要点。

2. **加减变化**　本方虽名"宣痹"，但通利经络作用稍逊，若疼痛较甚，加桑枝、虎杖、徐长卿、海桐皮；骨节痛甚，加片姜黄，可增行气活血止痛之力，加海桐皮有祛湿宣痹之功；湿热下注，脚膝酸痛，合二妙散（黄柏、苍术）。

3. **现代运用**　可用于风湿性关节炎、热痹及湿热下注的脚膝肿痛、下肢结节病、肠粘连等病症。

4. **使用注意**　方中赤小豆皮一药，现临床一般改用赤小豆。

【方论精粹】

1. 傅衍魁等《医方发挥·祛湿剂》："本方所治是因湿热郁于经络而成之热痹。湿热之邪，痹阻经络，故治宜清利湿热，宣通经络。方中防己辛寒入肺，宣通上焦，透热外出，发散水气，味苦入脾，燥湿健脾，以运中焦，苦寒入膀胱，导热下行而利小便，疏利三焦水湿且长于走经络而宣痹止痛，故以之为主药。以杏仁宣肺利气，发散水气，以蚕沙、苡仁健脾和中，除湿行痹，通利关节，半夏燥湿化浊，以连翘、栀子、滑石、赤小豆、清热利湿，共为辅佐之品。诸药合用，有宣通三焦，清热利湿，宣痹止痛之功效。本方虽为湿热痹阻于经络之热痹而设，吴鞠通曰：'湿温而类及热痹。'总观全方，仍不离湿温三焦分消之法，此或可为治热痹之一得也。"

2. 杨桢、高琳《妙治痛风独辟蹊径》："宣痹汤中以防己为主，入经络而祛经络之湿，通痹止痛；配伍杏仁开宣肺气、通调水道，助水湿下行；滑石利湿清热，赤小豆、薏苡淡渗利湿，引湿热从小便而解，使湿行热去；半夏、蚕沙和胃化浊，制湿于中，蚕沙尚能祛风除湿、行痹止痛；薏苡仁还有行痹止痛之功；合用片姜黄、海桐皮宣络止痛，助主药除痹之功；更用山栀、连翘泻火、清热解毒，助解骨节热炽烦痛。全方用药，通络、祛湿、清热俱备，分消走泄，配伍周密妥当。"

薏苡竹叶散

【方歌】

> 薏苡竹叶散，辛凉淡亦轻。大忌辛走表，纯苦热难平。
> 湿郁经脉外，身热并身痛。汗多还自利，白疹腹胸生。
> 内外合邪害，苓翘蔻滑通。

【方源】 《温病条辨》："湿郁经脉，身热身痛，汗多自利，胸腹白疹，内外合邪，纯辛走表，纯苦清热，皆在所忌，辛凉淡法，薏苡竹叶散主之。"

【组成】 薏苡仁、飞滑石、茯苓块各15克，豆蔻、通草各4.5克，连翘、淡竹叶各9克。

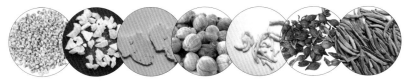

【用法】 上药共为细末。每服15克，一日3服。

【功用】 辛凉解表，淡渗利湿。

【主治】 湿温。湿郁经脉，身热疼痛，汗多自利，胸腹白疹。

【方义方解】 本证病机为湿热郁蒸，外发白痦。治宜解毒清热利湿，透邪外达。故用连翘、淡竹叶辛凉透表，豆蔻、薏苡仁、飞滑石、茯苓、通草化湿利湿。

【运用】

1. **辨证要点** 临床以身热身痛，汗出不解，胸脘痞闷，呕恶便溏，胸腹部发出白痦，舌苔黄腻，脉濡为辨证要点。

2. **加减变化** 咳嗽痰多加桔梗、鱼腥草、杏仁；神昏抽搐加紫雪丹。

3. **现代运用** 用于急慢性湿疹、手足口病等。

【方论精粹】

《温病条辨》："此湿停热郁之证，故主以辛凉解肌表之热，辛淡渗在里之湿，俾表邪从气化而散。里邪从小便而驱，双解表里之妙法也。"

杏仁薏苡汤

【方歌】

> 杏仁薏苡将气宣，己姜朴夏桂蒺煎。
> 不饥苔白肢若废，风暑寒湿咳胀疼。

【方源】 《温病条辨》："风暑寒湿，杂感混淆，气不主宣，咳嗽头胀，不饥舌白，肢体若废，杏仁薏苡汤主之。"

【组成】 杏仁、薏苡仁各9克，桂枝1.5克，生姜2.1克，厚朴3克，半夏、防己各4.5克，白蒺藜6克。

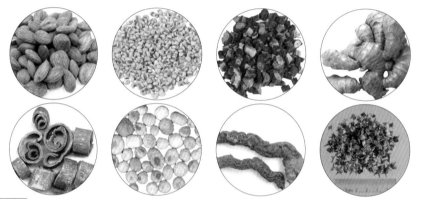

【用法】 上药用水500毫升，煎煮成300毫升，药渣再加水煎煮成100毫升，分3次趁热服下。

【功用】 和胃化湿。

【主治】 风暑寒湿，杂感混淆，气不主宣，咳嗽头胀，不饥，舌白，肢体若废。

【方义方解】 本证因感风暑寒湿所致，故用桂枝、生姜、白蒺藜祛除风寒，杏仁、薏苡仁、防己清利湿热，厚朴行气调中，半夏燥湿和中。

【方论精粹】

《温病条辨》："杂感混淆，病非一端，乃以气不主宣四字为扼要。故以宣气之药为君。既兼雨湿中寒邪，自当变辛凉为辛温。"

加减木防己汤

【方歌】

加减防己桂膏通，苡仁滑石杏仁从。
暑湿痹络骨节痛，宣痹除湿可为功。

【方源】 《温病条辨》："暑湿痹者，加减木防己汤主之。"

【组成】 防己、石膏各18克，桂枝、薏苡仁各9克，苦杏仁、滑石各12克，白通草6克。

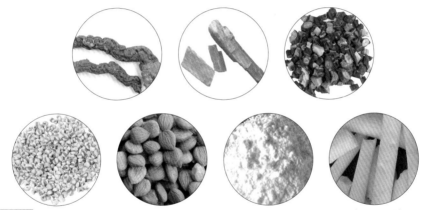

【用法】 上药用水8杯，煎煮成3杯，分次趁热服。若药后有一些效果而没有完全止痛者，可以加重用量再服，日间服3次，夜间服1次。

【功用】 祛湿蠲痹。

【主治】 暑湿痹症。

【方义方解】 方中防己祛除风湿，疏解关节；薏苡、滑石、通草利湿舒筋，清热除痹；石膏清热泻火，桂枝虽温，与石膏配伍，其性被制，可达通利经络之效；杏仁宣肺化湿。诸药合用，可使湿去热除，经络通畅，则关节肿痛自愈。

【运用】

1. **辨证要点** 临床以发热口渴，骨节疼痛，舌红苔黄，脉象濡数为辨证要点。

2. **加减变化**　风胜则或上或下，四肢游走作痛，加桂枝、桑叶；湿胜则肿，加滑石、萆薢、苍术；寒胜则痛，加防己、桂枝、姜黄、海桐皮；面赤，口涎自出者，重加石膏、知母；绝无汗者，加羌活、苍术；汗多者，加黄芪、炙甘草；兼痰饮者，加半夏、厚朴、广皮。

3. **现代运用**　用于风湿关节炎属热湿者。

4. **使用注意**　风寒湿痹忌用。

【方论精粹】

《温病条辨》："此治痹之祖方也。风胜则引，引者（吊痛掣痛之类，或上或下，四肢游走作痛，经谓行痹是也）加桂枝、桑叶。湿胜则肿，肿者（土曰敦阜）加滑石、萆薢、苍术。寒胜则痛，痛者加防己、桂枝、姜黄、海桐皮。面赤口涎自出者（《灵枢》谓：胃热则廉泉开）重加石膏、知母。绝无汗者，加羌活、苍术，汗多者加黄芪、炙甘草。兼痰饮者，加半夏、厚朴、广皮。因不能备载全文，故以祖方加减如此，聊示门径而已。"

防 己
药 材 档 案

【别名】石解、解离、载君行。

【药材特征】本品呈不规则圆柱形、半圆柱形或块状，多弯曲，长5～10厘米，直径1～5厘米。表面淡灰黄色，在弯曲处常有深陷横沟而成结节状的瘤块样。体重，质坚实，断面平坦，灰白色，富粉性，有排列较稀疏的放射状纹理。气微，味苦。

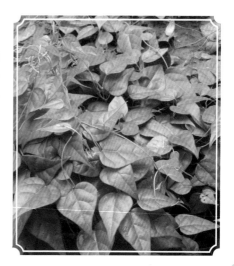

【性味归经】苦，寒。归膀胱、肺经。

【功效主治】利水消肿，祛风止痛。用于风湿痹痛，水肿脚气，小便不利，湿疹疮毒。

二金汤

【方歌】

二金鸡内海金沙，朴腹猪通气可达。
外干时令伤水谷，夏秋疸病热湿加。

【方源】 《温病条辨》："夏秋疸病，湿热气蒸，外干时令，内蕴水谷，必以宣通气分为要。失治则为肿胀。由黄疸而肿胀者，苦辛淡法，二金汤主之。"

【组成】 鸡内金、海金沙各 15 克，厚朴、大腹皮、猪苓各 9 克，白通草 6 克。

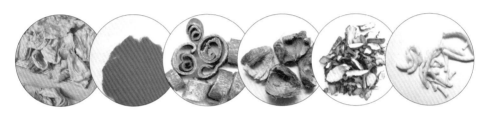

【用法】 上药用水 1.6 升，煮取 600 毫升，分 3 次温服。

【功用】 清湿热，退黄疸。

【主治】 湿热黄疸，失治而为肿胀者。

【方义方解】 本证因湿热阻滞发黄，故用鸡内金的甘平，合厚朴、腹皮的苦辛，宣通利气而行水，金沙清除血分湿热，猪苓、白通草淡渗气分水湿，而消肿满。

【运用】

1. **加减变化** 挟气滞者加木香、槟榔，腹胀痛者加青皮、六胡、香附，偏热者加黄芩、黄连等，湿盛中满者加枳实、苍术，血瘀者加京三棱、莪术、桃仁等，虚者加党参、白术、黄精、黄芪等。

2. **使用注意** 使用时可合用六君子丸、一贯煎等顾护其本。

杏仁石膏汤

【方歌】

> 杏仁石膏半柏栀，三焦里证枳姜汁。
> 黄疸脉沉中痞见，恶心溺赤便结时。

【方源】 《温病条辨》："黄疸脉沉，中痞恶心，便结溺赤，病属三焦里证，杏仁石膏汤主之。"

【组成】 苦杏仁、半夏各15克，石膏24克，栀子、黄柏各9克，枳实汁每次3茶匙（冲），姜汁每次3茶匙（冲）。

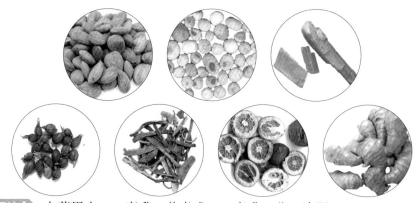

【用法】 上药用水800毫升，煎煮成300毫升，分3次服。

【功用】 清热利湿，退黄消痞。

【主治】 黄疸脉沉，中痞恶心，便结溺赤，病属三焦里证。

【方义方解】 本证因湿热内蕴发黄，故用石膏清热泻火，苦杏仁降气化湿，枳实、半夏、姜汁降逆和胃消痞。本方以杏仁、石膏清宣上焦为主，故名杏仁石膏汤。

【方论精粹】

《温病条辨》："杏仁、石膏开上焦，姜、半开中焦，枳实则由中驱下矣，山栀通行三焦，黄柏直清下焦。凡通宣三焦之方，皆扼重上焦，以上焦为病之始入，且为气化之先，虽统宣三焦之方，而汤则名杏仁石膏汤。"

连翘赤豆饮

【方歌】

> 连翘赤豆栀通草，豆豉花粉同加入。
> 两感误汗身发黄，煎送保和运脾阳。

【方源】 《温病条辨》："素积劳倦，再感湿温，误用发表，身面俱黄，不饥溺赤，连翘赤豆饮煎送保和丸。"

【组成】 连翘、赤豆各6克，栀子、通草、天花粉、香豆豉各3克。

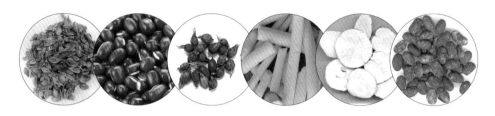

【用法】 煎送保和丸6克。

【功用】 清热渗湿。

【主治】 素积劳倦，再感湿温，误用发表，身面俱黄，不饥溺赤。

【方义方解】 本方治疗素积劳倦，再感湿温，误用发表，身面俱黄，不饥尿亦。前条是由黄疸而变他病，此则由他病而变为黄疸。证系两感，故用连翘、赤豆饮以解其外，再送保和丸以和其中，俾湿温劳倦、治逆，一起解散矣。保和丸苦温而运脾阳，行在里之湿，陈皮、连翘由中达外，行湿固然矣。《内经》云："劳者温之。"盖人身之运动劳作，皆赖阳气为之主张，积劳伤阳。劳倦者，因劳而倦也。倦者，四肢怠也。脾主四肢，脾阳伤，则四肢倦而无力也。再肺属金而主气，气者阳也；脾属土而生金，阳气虽分内外，其实为一气之运行。劳虽自外而来，外阳既伤，则中阳不能独运，中阳不运，其人之赖食而湿以生者，反为食湿所困，脾被食湿所困，导致脾阳不运，而斯证生矣。

草果知母汤

【方歌】

> 草果知母夏梅芩，花粉姜汁厚朴寻。
> 背寒胸中痞结满，疟来日晏渐伤阴。

【方源】 《温病条辨》："背寒，胸中痞结，疟来日晏，邪渐入阴，草果知母汤主之。"

【组成】 草果、黄芩、乌梅、天花粉各4.5克，知母、厚朴各6克，半夏9克，姜汁5匙（冲）。

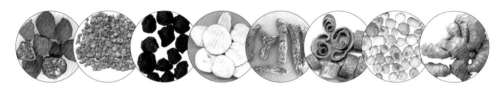

【用法】 上药用水8杯，煎煮成3杯，分次趁热服。若药后有一些效果而没有完全止痛者，可以加重用量再服，日间服3次，夜间服1次。

【功用】 燥湿清热。

【主治】 背寒，胸中痞结，疟来日晏，邪渐入阴。

【方义方解】 草果温散湿浊，厚朴、半夏、姜汁和胃化浊；知母、天花粉清泻胃火养阴，黄芩清肝泻火，乌梅敛肝生津，并防诸辛燥药之耗散阴津。

【方论精粹】

《温病条辨》："此素积烦劳，未病先虚，故伏邪不肯解散，正阳馁弱，邪热固结。是以草果温太阴独胜之寒，知母泻阳明独胜之热，厚朴佐草果泻中焦之湿蕴，合姜、半而开痞结，花粉佐知母而生津退热。脾胃兼病，最畏木克，乌梅、黄芩清热而和肝。疟来日晏，邪欲入阴，其所以升之使出者，全赖草果（俗以乌梅、五味等酸敛，是知其一，莫知其他也。酸味秉厥之气，居五味之首，与辛味合用，开发阳气最速，观小青龙汤自知）。"

加减人参泻心汤

【方歌】

> 热劫胃液疟伤阳，味变酸浊气不降。
> 气机阻遏成五不，蛎参连枳韭二姜。

【方源】 《温病条辨》："疟伤胃阳，气逆不降，热劫胃液，不饥不饱，不食不便，渴不欲饮，味变酸浊，加减人参泻心汤主之。"

【组成】 枳实3克，干姜、黄连各4.5克，生姜、牡蛎、人参各6克。

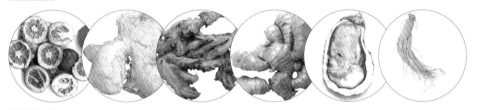

【用法】 上药用水5杯，煎煮成2杯，分2次趁热服。

【功用】 辛通苦降，补脾健胃。

【主治】 疟伤胃阳，气逆不降，热初胃液，不饥不饱，不食不便，渴不欲饮，味变酸浊。

【方义方解】 此方乃苦辛温复咸寒法。盖疟伤胃阳，气逆不降，热劫胃液，故见不饥不饱，不食不便，渴不欲饮，味变酸浊等症。方中人参补中护里阳；黄连、干姜苦辛通降；枳实行气降逆；生姜散水气而消痰食；牡蛎咸寒育阴，制酸降逆。诸药合用，共奏辛通苦降、补脾健胃之功。

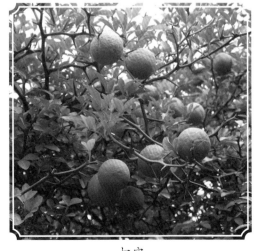

枳实

麦冬麻仁汤

【方歌】

> 疟伤胃阴津不复，潮热得食须热加。
> 不饥不饱还不便，知梅芍麦首乌麻。

【方源】 《温病条辨》："疟伤胃阴，不饥不饱，不便，潮热，得食则烦热愈加，津液不复者，麦冬麻仁汤主之。"

【组成】 麦冬（连芯）15克，火麻仁、生白芍各12克，何首乌9克，乌梅肉、知母各6克。

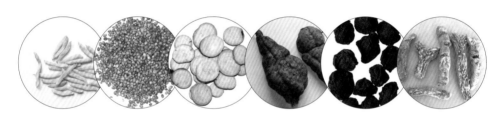

【用法】 用水1.6升，煮取600毫升，分3次温服。

【功用】 养阴生津，润肠通便。

【主治】 疟伤胃阴，不饥不饱，不便，潮热，得食则烦热愈加，津液不复。

【方义方解】 本证因胃阴不足所致，故用麦冬、生白芍、乌梅肉酸甘养阴生津，何首乌、火麻仁润肠通便。

【方论精粹】

　　《温病条辨》："暑湿伤气，疟邪伤阴，故见证如是。此条与上条不饥不饱不便相同。上条以气逆味酸不食辨阳伤，此条以潮热得食则烦热愈加定阴伤也。阴伤既定，复胃阴者莫若甘寒，复酸味者，酸甘化阴也。"

黄连白芍汤

【方歌】

> 黄连白芍枳实功，姜汁冲兑夏芩同。
> 不渴多呕寒四末，太阴脾疟热心胸。

【方源】 《温病条辨》："太阴脾疟，寒起四末，不渴多呕，热聚心胸，黄连白芍汤主之。"

【组成】 黄连、黄芩各 6 克，半夏、白芍各 9 克，枳实 4.5 克，姜汁 5 匙（冲）。

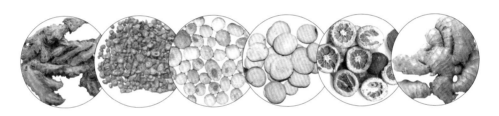

【用法】 上药用水 800 毫升，煎煮成 300 毫升，分 3 次趁热服。烦躁甚者，可另服牛黄丸 1 丸。

【功用】 清热凉肝，降逆止呕。

【主治】 太阴脾疟，寒起四末，不渴多呕，热聚心胸。

【方义方解】 本证因肝胃不和、胸膈郁热所致，故用黄连、黄芩清热，白芍凉肝敛阴，半夏、枳实、姜汁和胃。

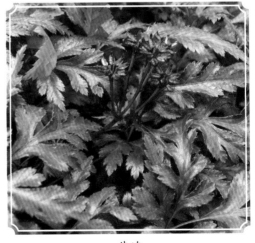

黄连

【方论精粹】

1.《温病条辨》："脾主四肢，寒起四肢而不渴，故知其为脾疟。热聚心胸而多呕，中土病而肝木来乘，故方以两和肝胃为主。此偏于热甚，故清热之品重，而以芍药收脾阴也。"

2.《增补评注温病条辨》："此方用于太阳脾疟，热聚心胸而出现四肢发凉，不渴多呕，偏于热甚等症。方中用苦寒之黄连、黄芩清泄肝胃之热为主药，配以半夏、生姜、枳实苦辛宣气化湿，调胃止呕；佐以白芍敛肝调脾之阴。吴氏指出：'脾主四肢，寒起四末而不渴，故知其为脾疟也。热聚心胸多呕，中土病而肝木来乘，故方以两和肝胃为主，此偏于热甚，而清热之品重而以芍药收脾阴也。'曹炳章：'热聚心胸故用芩、连、枳、芍，论中兼有'不渴多呕'四字，故加姜、夏之辛温，配合恰当如此。呕必胃气上逆，所以致逆者，以其为肝木所乘。'"

黄 连

药材档案

【别名】味连、支连、王连、云连、雅连、川连。

【药材特征】味连：多集聚成簇，常弯曲，形如鸡爪，单枝根茎长 3～6 厘米，直径 0.3～0.8 厘米。表面灰黄色或黄褐色，粗糙，有不规则结节状隆起、须根及须根残基，有的节间表面平滑如茎秆，习称"过桥"。上部多残留褐色鳞叶，顶端常留有残余的茎或叶柄。质硬，断面不整齐。皮部橙红色或暗棕色，木部鲜黄色或橙黄色，呈放射状排列，髓部有的中空。气微，味极苦。

雅连：多为单枝，略呈圆柱形，微弯曲，长 4～8 厘米，直径 0.5～1 厘米。"过桥"较长。顶端有少许残茎。

云连：弯曲呈钩状，多为单枝，较细小。

【性味归经】苦，寒。归心、脾、胃、肝、胆、大肠经。

【功效主治】清热燥湿，泻火解毒。用于湿热痞满，呕吐吞酸，泻痢，黄疸，高热神昏，心火亢盛，心烦不寐，心悸不宁，血热吐衄，目赤，牙痛，消渴，痈肿疔疮。外治湿疹，湿疮，耳道流脓。酒黄连善清上焦火热，用于目赤，口疮。姜黄连清胃和胃止呕，用于寒热互结，湿热中阻，痞满呕吐。萸黄连舒肝和胃止呕，用于肝胃不和，呕吐吞酸。

加味露姜饮

【方歌】

> 露姜饮子与参和，脾疟因寒吐利多。
> 加入青陈果夏品，方名加味起沉疴。

【方源】 《温病条辨》："太阴脾疟，脉弦而缓，寒战，甚则呕吐噫气，腹鸣溏泄，苦辛寒法，不中与也；苦辛温法，加味露姜饮主之。"

【组成】 人参、草果、广皮、青皮（醋炒）各3克，半夏、生姜各6克。

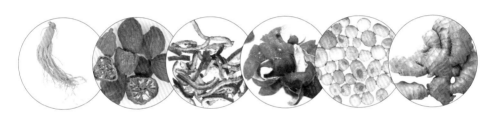

【用法】 上药用水500毫升，煮成200毫升，滴荷叶露30毫升，温服。药滓加水300毫升，煮取200毫升服。

【功用】 甘温补正，化痰截疟。

【主治】 太阴脾疟，脉弦而缓，寒战，甚则呕吐噫气，腹鸣溏泄。

【方义方解】 此偏于太阴虚寒，故以甘温补正。其退邪之妙，全在用露，清肃能清邪热，甘润不伤正阴，又得气化之妙谛。

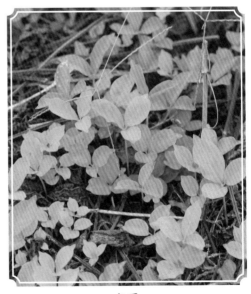

半夏

青蒿鳖甲汤

【方歌】

> 青蒿鳖甲地知丹，热自阴来仔细辨。
> 夜热早凉无汗出，养阴透热服之安。

【方源】《温病条辨》卷3："夜热早凉，热退无汗，热自阴来者，青蒿鳖甲汤主之。"

【组成】青蒿、知母各6克，鳖甲15克，细生地黄12克，牡丹皮9克。

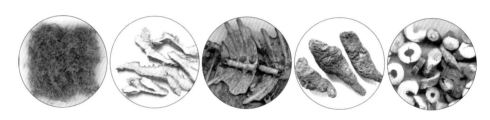

【用法】上药以水5杯，煮取2杯，日再服。

【功用】养阴透热。

【主治】温病后期，邪伏阴分证。夜热早凉，热退无汗，舌红苔少，脉细数。

【方义方解】本方所治证候为温病后期，阴液已伤，而余邪深伏阴分。人体卫阳之气，日行于表，而夜入于里。阴分本有伏热，阳气入阴则助长邪热，两阳相加，阴不制阳，故入夜身热。早晨卫气行于表，阳出于阴，则热退身凉；温病后期，阴液已伤，加之邪热深伏阴分，则阴津益耗，无以作汗，故见热退无汗；舌红少苔，脉象细数皆为阴虚有热之候。此阴虚邪伏之证，若纯用滋阴，则滋腻恋邪；若单用苦寒，则又有化燥伤阴之弊。必须养阴与透邪并进。

方中鳖甲咸寒，直入阴分，滋阴退热，入络搜邪；青蒿苦辛而寒，其气芳香，清中有透散之力，清热透络，引邪外出。两药相配，滋阴清热，内清外透，使阴分伏热有外达之机，共为君药。即如吴瑭自释："此方有先入后出之妙，青蒿不能直入阴分，有鳖甲领之入也；鳖甲不能独出阳分，有青蒿领之出也。"

生地黄甘寒，滋阴凉血；知母苦寒质润，滋阴降火，共助鳖甲以养阴退虚热，为臣药。牡丹皮辛苦性凉，泄血中伏火，以助青蒿清透阴分伏热，为佐药。诸药合用，共奏养阴透热之功。

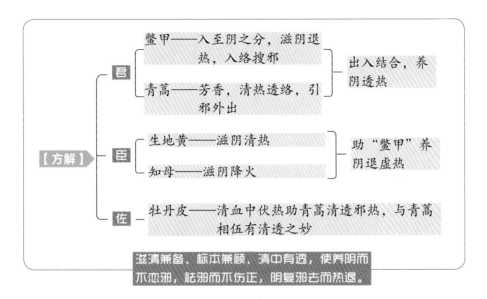

【运用】

1. **辨证要点** 本方适用于温热病后期，余热未尽而阴液不足之虚热证。临床应用以夜热早凉，热退无汗，舌红少苔，脉细数为辨证要点。

2. **加减变化** 若暮热早凉，汗解渴饮，可去生地黄，加天花粉以清热生津止渴；兼肺阴虚，加沙参、麦冬滋阴润肺；如用于小儿夏季热，加白薇、荷梗祛暑退热。

3. **现代运用** 本方可用于原因不明的发热、各种传染病恢复期低热、慢性肾盂肾炎、肾结核等属阴虚内热，低热不退者。

4. **使用注意** 青蒿不耐高温，宜后下，或用沸水浸泡即可。阴虚欲作动风者不宜使用。

【方论精粹】

《温病条辨》："邪气深伏阴分，混处于气血之中，不能纯用养阴，又非壮火，更不得任用苦燥。故以鳖甲蠕动之物，入肝经至阴之分，既能养阴，又能入络搜邪；以青蒿芳香透络，从少阳领邪外出；细生地清阴络之热；牡丹皮泻血中之伏火；知母者，知病之母也，佐鳖甲、青蒿而搜剔之功焉。"

鳖 甲

药材档案

【别名】鳖壳、上甲、甲鱼壳、团鱼壳。

【药材特征】本品呈椭圆形或卵圆形，背面隆起，长 10 ～ 15 厘米，宽 9 ～ 14 厘米。外表面黑褐色或墨绿色。略有光泽，具细网状皱纹及灰黄色或灰白色斑点，中间有一条纵棱，两侧各有左右对称的横凹纹 8 条，外皮脱落后，可见锯齿状嵌接缝。内表面类白色，中部有突起的脊椎骨，颈骨向内卷曲，两侧各有肋骨 8 条，伸出边缘。质坚硬。气微腥，味淡。

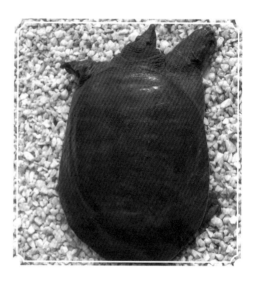

【性味归经】咸，微寒。归肝、肾经。

【功效主治】滋阴潜阳，退热除蒸，软坚散结。用于阴虚发热，骨蒸劳热，阴虚阳亢，头晕目眩，虚风内动，手足瘛疭，经闭，癥瘕，久疟疟母。

厚朴草果汤

【方歌】

> 厚朴草果医湿疟，广皮苓夏各仁煎。
> 渴喜热饮因湿蕴，苔白脘闷四肢寒。

【方源】 《温病条辨》:"舌白脘闷,寒起四末,渴喜热饮,湿蕴之故,名曰湿疟,厚朴草果汤主之。"

【组成】 厚朴、杏仁各4.5克,草果、广陈皮各3克,半夏6克,茯苓块9克。

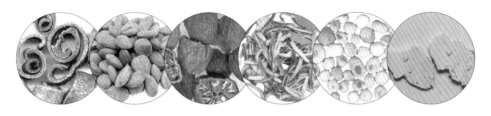

【用法】 用水1升,煮取400毫升,分2次温服。

【功用】 燥湿行气。

【主治】 湿疟,热少湿多,舌苔白腻,胸脘痞闷,寒起四肢,渴喜热饮。

【方义方解】 本证因寒湿内阻中焦所致,属于热少湿多之症,草果辛温香燥,气猛而刚,能治太阴独胜之寒,可化脾部稽留之湿;助以半夏、茯苓之燥,厚朴、广皮之散以佐之,湿阻则周身气机皆滞,肺主一身之气,故以杏仁开其肺,使之清肃下行,其湿焉

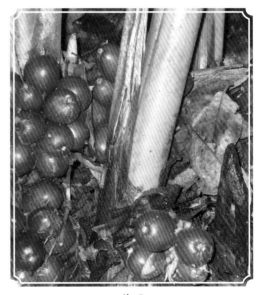

草果

有不去者乎。

【方论精粹】

1.《温病条辨》："此热少湿多之证。舌白脘闷,皆温为之也;寒起四末,湿郁脾阳,脾主四肢,故寒起于此;渴,热也,当喜凉饮,而反喜热饮者,湿为阴邪,弥漫于中,喜热以开之也。故方法以苦辛通降,纯用温开,而不必苦寒也。"

2.张秉承《成方便读》："夫疟之一证,多因伏暑所致。然暑必兼湿,若脾胃湿盛之人受之者,发则以上等证作矣。故虽热渴,而仍欲热饮也。治之者,当以苦辛温之法以化之,使湿化则暑无依附,而病自愈耳。草果辛温香燥,气猛而刚,能治太阴独胜之寒,可化脾部稽留之湿;助以半夏、茯苓之燥,厚朴、广皮之散以佐之;湿阻则周身气机皆滞,肺主一身之气,故以杏仁开其肺,使之清肃下行,其湿焉有不去者乎。"

半 夏

药材档案

【别名】示姑、地茨菇、老鸹头、地珠半夏、羊眼半夏。

【药材特征】本品呈类球形,有的稍偏斜,直径1~1.5厘米。表面白色或浅黄色,顶端有凹陷的茎痕,周围密布麻点状根痕;下面钝圆,较光滑。质坚实,断面洁白,富粉性。气微,味辛辣、麻舌而刺喉。

【性味归经】辛,温。有毒。归脾、胃、肺经。

【功效主治】燥湿化痰,降逆止呕,消痞散结。用于湿痰寒痰,咳喘痰多,

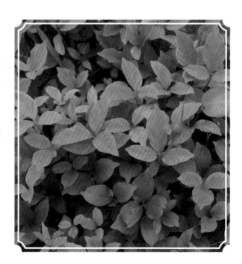

痰饮眩悸,风痰眩晕,痰厥头痛,呕吐反胃,胸脘痞闷,梅核气。生用外治痈肿痰核。姜半夏多用于降逆止呕。

四苓合芩芍汤

【方歌】

四苓芩芍用苍术，朴泽木香广皮猪。
自利不爽欲滞下，腹中拘急尿短疏。

【方源】 《温病条辨》："自利不爽，欲作滞下，腹中拘急，小便短者，四苓合芩芍汤主之。"

【组成】 苍术、猪苓、茯苓、泽泻、白芍、黄芩、厚朴各6克，广陈皮4.5克，木香3克。

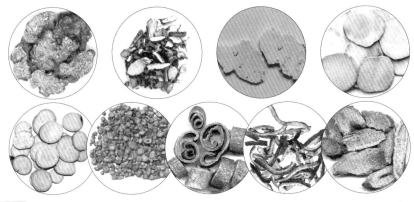

【用法】 用水1升，煮取400毫升，分2次温服。若痢疾日久不可用此方法。

【功用】 清热祛湿，行气止痛。

【主治】 湿热痢疾，下利不爽，腹中拘急，小便短者。

【方义方解】 本证因湿热阻滞气机，故用四苓散利水渗湿，黄芩清热燥湿，白芍敛肝缓解，厚朴、广陈皮、木香行气止痛。

【方论精粹】

《温病条辨》："以四苓散分阑门，通膀胱，开支河，使邪不直注大肠；合芩芍法宣气分，清积滞，预夺其滞下之路也。此乃初起之方，久痢阴伤，不可分利，故方后云：久利不在用之。"

加减芩芍汤

【方歌】

> 加减芩芍苦辛寒，广皮厚朴木香连。
> 滞下已成腹胀痛，实因疏利走肠间。

【方源】 《温病条辨》："滞下已成，腹胀痛，加减芩芍汤主之。此滞下初成之实证，一以疏利肠间湿热为主。"

【组成】 白芍9克，黄芩、厚朴、广皮各6克，黄连4.5克，木香（煨）3克。

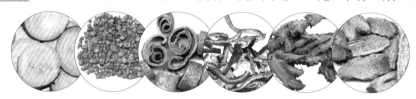

【用法】 上药用水800毫升，煎煮成300毫升，分3次趁热服。

【功用】 清热燥湿，行气化滞。

【主治】 滞下已成，腹胀痛。

【方义方解】 湿热之邪，客于肠间，壅滞气血，湿热与气血搏结，化为脓血，乃成湿热下痢，故治疗以清热燥湿，行气化滞为法。方中白芍善于调和气血，止下痢腹痛后重，为主药；黄连、黄芩清热燥湿，厚朴、陈皮、木香行气化滞，除胀止痛，同为辅药。诸药合用，共成清热燥湿、行气化滞之剂。

君	白芍	善于调和气血，止下痢腹痛后重	
臣	黄连	清热燥湿	诸药合用，共成清热燥湿、行气化滞之剂
	黄芩		
	厚朴		
佐	陈皮	行气化滞，除胀止痛	
	木香		

【运用】

1. **辨证要点** 临床以下已成，必见腹痛，里急后重，便下脓血等痢疾为辨证要点。

2. **加减变化** 肛坠者，加槟榔 6 克；腹痛甚欲便，便后痛减，再痛再便者，白滞加附子（4.5 克），酒炒大黄（9 克）；红滞加肉桂（4.5 克），酒炒大黄（9 克），通爽后即止，不可频下；如积未净，当减其制，红积加当归（4.5 克），红花（3 克），桃仁（6 克）；舌浊脉实有食积者，加楂肉（4.5 克），神曲（6 克），枳壳（4.5 克）；湿重者，目黄舌白不渴，加茵陈（9 克），白通草（3 克），滑石 3 克。

3. **使用注意** 方后加减法，一般可以效法。惟所谓加附子、肉桂，是不能以"白滞""红滞"来决定，应以病证有无寒象为依据。如无寒象，是不能加入。至于"痛甚欲便，便后痛减，再痛再便"，这是痢疾的共有特征，更不是加用热药的指征。因为痢疾由热邪发生，初起便色红、白，只是与邪伤深浅有关，而邪的性质未变。附子、肉桂都是祛寒温里的药，若热痢而用这些药，更易助火动血，加重病情，故临床要远离其药。

【方论精粹】

《温病条辨》："此滞下初成之实证，一以疏利肠间湿热为主。"

白 芍

药材档案

【别名】白芍药、金芍药。

【药材特征】本品呈圆柱形，平直或稍弯曲，两端平截，长 5 ~ 18 厘米，直径 1 ~ 2.5 厘米。表面类白色或淡红棕色，光洁或有纵皱纹及细根痕，偶有残存的棕褐色外皮。质坚实，不易折断，断面较平坦，类白色或微带棕红色，形成层环明显，射线放射状。气微，味微苦、酸。

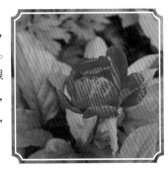

【性味归经】苦、酸，微寒。归肝、脾经。

【功效主治】养血调经，敛阴止汗，柔肝止痛，平抑肝阳。用于血虚萎黄，月经不调，自汗，盗汗，胁痛，腹痛，四肢挛痛，头痛眩晕。

滑石藿香汤

【方歌】

> 滑石藿香猪苓配，广苓皮朴蔻通襄。
> 渴不多饮溲不利，滞下红白苔灰黄。

【方源】 《温病条辨》："滞下红白，舌色灰黄，渴不多饮，小溲不利，滑石藿香汤主之。"

【组成】 飞滑石、茯苓皮各9克，猪苓、藿香梗、厚朴各6克，豆蔻、白通草、广皮各3克。

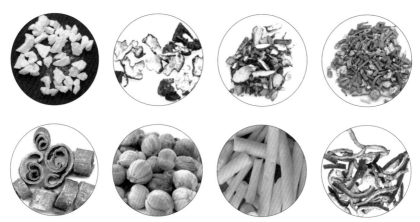

【用法】 上药用水5杯，煎煮成2杯，分2次服。

【功用】 利湿清热，行气导滞。

【主治】 滞下红白，舌色灰黄，渴不多饮，小溲不利。

【方义方解】 本证因湿热阻滞气机所致，故用藿香、厚朴、豆蔻、广皮等辛香之品芳香化湿，滑石、茯苓、猪苓、白通草等辛凉之剂渗湿清热。此吴鞠通所谓"辛淡渗湿宣气，芳香利窍"之法。

人参石脂汤

【方歌】

> 人参石脂姜粳札，辛甘温涩共得医。
> 阳明不阖成久痢，此即桃花变法奇。

【方源】 《温病条辨》："久痢阳明不阖，人参石脂汤主之。"

【组成】 人参、赤石脂（细末）各9克，炮姜6克，白粳米（炒）30克。

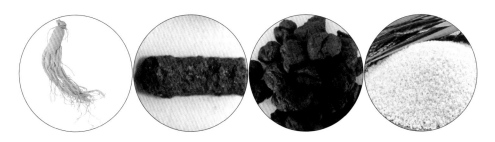

【用法】 上药用水500毫升，先煎煮人参、白米、炮姜，待药液浓缩成2杯，再调入赤石脂细末并和匀，分2次服。

【功用】 健脾涩肠固脱。

【主治】 久痢，阳明不阖。

【方义方解】 本证因脾胃虚寒，不能固涩所致，故用赤石脂涩肠固脱，人参、炮姜健脾温中，粳米养胃和中。方中温补收涩并用，故为"堵截阳明"之法。

【方论精粹】

《温病条辨》："九窍不和，皆属胃病，久痢胃虚，虚则寒，胃气下溜，故以堵截阳明为法。"

加减附子理中汤

【方歌】

> 加减附子理中汤，术朴姜苓温脏阳。
> 脉濡而小太阴病，自利腹满溲清长。

【方源】 《温病条辨》："自利腹满，小便清长，脉濡而小，病在太阴，法当温脏，勿事通腑，加减附子理中汤主之。"

【组成】 白术、茯苓各9克，附子、干姜、厚朴各6克。

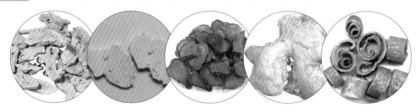

【用法】 上药用水500毫升，煎煮成2杯，分两次趁热服。

【功用】 温中祛寒，健脾燥湿。

【主治】 脾阳不振，寒湿中阻，自利腹满，小便清长，脉濡而小者。

【方义方解】 脾主运化，当外受寒邪或内伤生冷，脾阳伤而运化失职，寒湿停滞，胃肠气机不畅，则腹满或痛；脾伤而升降机能失常，清阳不升，脾气下陷则自利；阳气不足，膀胱气化无权，则小便清长。故用附子、干姜温补脾阳，白术健脾燥湿，茯苓健脾渗湿，厚朴燥湿除满。

【方论精粹】

《温病条辨》："此偏于湿，合脏阴无热之证，故以附子理中汤，去甘守之人参、甘草，加通运之茯苓、厚朴。"

附子粳米汤

【方歌】

> 附子粳米草姜参，急救土败病回养。
> 唯因哕作冲气逆，不渴自利伤太阴。

【方源】 《温病条辨》："自利不渴者属太阴，甚则哕（别名呃忒），冲气逆，急救土败，附子粳米汤主之。"

【组成】 人参9克，附子、炙甘草、干姜各6克，粳米30克。

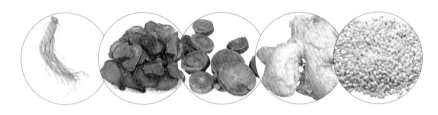

【用法】 上药用水500毫升，煎煮成200毫升，药渣加水再煎煮100毫升，分3次趁热服。

【功用】 胜寒气，和内外。

【主治】 腹中寒气，雷鸣切痛，胸胁逆满呕吐。

【方义方解】 方中附子、干姜温阳散寒，人参补脾益肺，甘草、粳米以补益脾胃。

【方论精粹】

《温病条辨》："此条较上条更危，上条阴湿与脏阴相合，而脏之真阳未败，此则脏阳结而邪阴与脏阴毫无忌惮，故上条犹系通补，此则纯用守补矣。扶阳抑阴之大法如此。"

加减小柴胡汤

【方歌】

> 加减柴胡芩楂芍，参丹归谷气衰调。
> 疟邪热气陷为痢，中虚肛坠腹膨疗。

【方源】 《温病条辨》："疟邪热气，内陷变痢，久延时日，脾胃气衰，面浮腹膨，里急肛坠，中虚伏邪，加减小柴胡汤主之。"

【组成】 柴胡9克，黄芩、白芍（炒）各6克，人参、牡丹皮各3克，当归（土炒）、谷芽、山楂（炒）各4.5克。

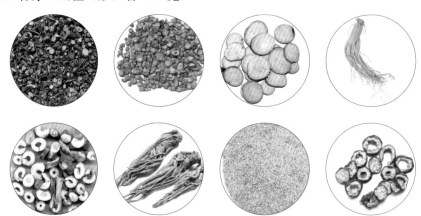

【用法】 上药用水8杯，煎煮成3杯，分3次趁热服。

【功用】 清透少阳，疏解瘀滞。

【主治】 疟疾。

【方义方解】 疟邪在经者多，较之痢邪在脏腑者浅，痢则深于疟矣。内陷云者，由浅入深也。治之之法，不出喻氏逆流挽舟之议，盖陷而入者，仍提而使之出也。故以柴胡由下而上，入深出浅，合黄芩两和阴阳之邪，以人参合谷芽宣补胃阳，牡丹皮、归、芍内护三阴，谷芽推气分之滞，山楂推血分之滞。谷芽升气分故推谷滞，山楂降血分故推肉滞也。

加减黄连阿胶汤

【方歌】

加减黄连与阿胶，黄芩生地芍甘交。
湿邪内陷成为痢，甘苦救阴法最高。

【方源】 《温病条辨》："春温内陷下痢，最易厥脱，加减黄连阿胶汤主之。"

【组成】 黄连、阿胶各9克，黄芩6克，炒生地黄12克，生白芍15克，炙甘草4.5克。

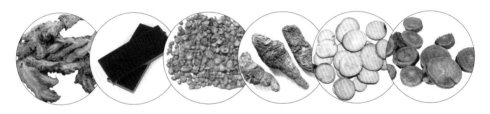

【用法】 上药用水800毫升，煮取300毫升，分3次趁热服。

【功用】 清热救阴。

【主治】 春温内陷下痢，热多湿少，阴液受伤者。

【方义方解】 本证属于湿热伤阴，热多湿少，故用黄连、黄芩清热，阿胶、生地黄、白芍养阴清热，甘草益气、调和诸药。此方"育阴坚阴"。

【方论精粹】

《温病条辨》："春温内陷，其为热多湿少明矣。热必伤阴，故立法以救阴为主。救阴之法，岂能出育阴坚阴两法外哉！此黄连之坚阴，阿胶之育阴，所以合而名汤也。从黄连者黄芩，从阿胶者生地、白芍也，炙草则统甘苦而并和之。"

阿 胶

药 材 档 案

【别名】驴皮胶、傅致胶、盆覆胶。

【药材特征】本品呈长方形块、方形块或丁状。黑褐色，有光泽。质硬而脆，断面光亮，碎片对光照视呈棕色半透明状。气微，味微甘。

【性味归经】甘，平。归肺、肝、肾经。

【功效主治】补血滋阴，润燥，止血。用于血虚萎黄，眩晕心悸，肌痿无力，心烦不眠，虚风内动，肺燥咳嗽，劳嗽咯血，吐血尿血，便血崩漏，妊娠胎漏。

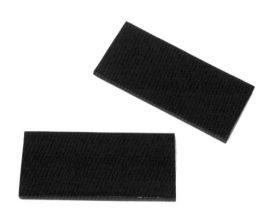

加减补中益气汤

【方歌】

> 加减补中益气汤，归陈芍药草升防。
> 气虚下陷参芪补，门户何愁不阖藏？

【方源】　《温病条辨》："气虚下陷，门户不藏，加减补中益气汤主之。此邪少虚多，偏于气分之证，故以升补为主。"

【组成】　人参、黄芪、当归各6克，广陈皮、炙甘草各3克，炒白芍9克，防风1.5克，升麻0.9克。

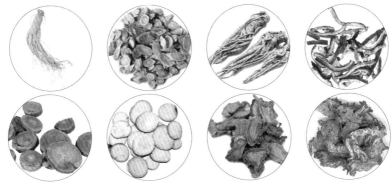

【用法】　上药用水500毫升，煎煮成200毫升，药渣加水再煎煮100毫升，分3次趁热服。

【功用】　补气升阳。

【主治】　气虚下陷，门户不藏，下利不止。

【方义方解】　方中黄芪味甘微温，入脾肺经，补中益气，升阳固表，人参补气健脾，当归养血和营，广陈皮理气和胃，炒白芍养血敛阴，防风祛风解表，少量升麻升阳举陷，炙甘草调和诸药。

【方论精粹】

《温病条辨》："此邪少虚多，偏于气分之证，故以升补为主。"

加味白头翁汤

【方歌】

> 加味白头翁苦寒，秦皮芍药柏芩连。
> 内虚下陷热利痛，左小右大脉应参。

【方源】 《温病条辨》："内虚下陷，热利下重，腹痛，脉左小右大，加味白头翁汤主之。"

【组成】 白头翁、黄芩各9克，秦皮、黄连、黄柏、白芍各6克。

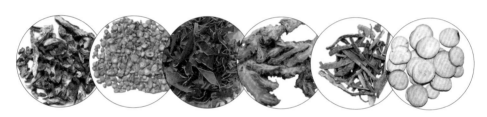

【用法】 水800毫升，煮取300毫升，分3次服。

【功用】 清热燥湿，凉血止痢。

【主治】 内虚下陷，热痢下重腹痛，脉左小右大者。

【方义方解】 本证病机为湿热阻滞大肠，大肠传导失职。治宜清热燥湿，凉血止痢。方中白头翁味苦性寒，能入血分，清热解毒，凉血止痢；黄连苦寒，清热解毒，燥湿厚肠；黄柏泻下焦湿热；秦皮归大肠经，苦寒性涩，主热痢下重；黄芩清肠胃之热，兼清肌表之热；白芍去恶血，生新血，且能调血中之气。

【运用】

1. **辨证要点** 临床以身热口渴，下痢腹痛，里急后重，便下脓血，肛门灼热，舌苔黄腻，脉数为辨证要点。

2. **现代运用** 用于肠炎，痢疾等。

【方论精粹】

《温病条辨》："以白头翁无风而摇者，禀甲乙之气，透发下陷之邪，使之上出；又能有风而静，禀庚辛之气，清能除热，燥能除湿，湿热之积滞去而腹痛自止。秦皮得水木相生之气，色碧而气味苦寒，所以能清肝热。黄连得少阴水精，能清肠之热。黄柏得水土之精，渗湿而清热。加黄芩、白芍者，内陷之证，由上而中而下，且右手脉大，上中尚有余邪，故以黄芩清肠胃之热，兼清肌表之热。黄连、黄柏但走中下，黄芩则走中上，盖黄芩手足阳明、手太阴药也。白芍去恶血，生新血，且能调血中之气也。"

白头翁

药材档案

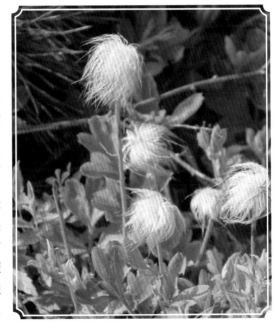

【别名】翁草、野丈人、白头公、犄角花、老翁花、胡王使者。

【药材特征】本品呈类圆柱形或圆锥形。稍扭曲，长6 ~ 20厘米，直径0.5 ~ 2厘米。表面黄棕色或棕褐色。具不规则纵皱纹或纵沟。皮部易脱落，露出黄色的木部，有的有网状裂纹或裂隙，近根头处常有朽状凹洞。根头部稍膨大，有白色绒毛，有的可见鞘状叶柄残基。质硬而脆，断面皮部黄白色或淡黄棕色，木部淡黄色。气微，味微苦涩。

【性味归经】苦，寒。归胃、大肠经。

【功效主治】清热解毒，凉血止痢。用于热毒血痢，阴痒带下。

玉竹麦门冬汤

【方歌】

> 玉竹麦门冬，沙参甘草从。
> 燥伤胃阴病，用此有奇功。

【方源】 《温病条辨》："燥伤胃阴，五汁饮主之，玉竹麦门冬汤亦主之。"

【组成】 玉竹、麦冬各 9 克，沙参 6 克，生甘草 3 克。

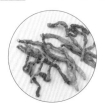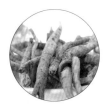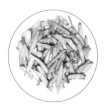

【用法】 上药用水 500 毫升，煎煮成 200 毫升，分 2 次服。若脾土虚弱者，可加白扁豆以健脾；气虚者，加人参以补气。

【功用】 滋阴润燥。

【主治】 燥伤胃阴。

【方义方解】 本证因胃阴不足所致，故用玉竹、麦冬、沙参养阴润燥，生甘草清热、调和药性。吴鞠通提出本方的加减法："土虚者，加生扁豆。气虚者，加人参。"

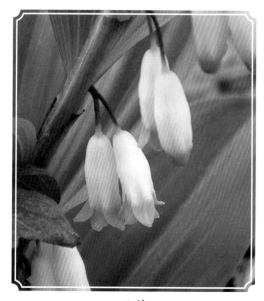

玉竹

下焦篇中的名方》

加减复脉汤

【方歌】

炙甘草汤参桂姜，麦地胶枣麻仁襄。
心动悸兮脉结代，虚劳肺痿俱可尝。
除去参桂与姜枣，加入白芍治阴伤。
温邪久恋阳明证，快服加减复脉汤。

【方源】 《温病条辨》："风温、温热、温疫、温毒、冬温，邪在阳明久羁，或已下，或未下，身热面赤，口干舌燥，甚则齿黑唇裂，脉沉实者。仍可下之；脉虚大，手足心热甚于手足背者，加减复脉汤主之。"

【组成】 炙甘草、干地黄、生白芍各18克，麦冬（不去芯）15克，阿胶、麻仁各9克。

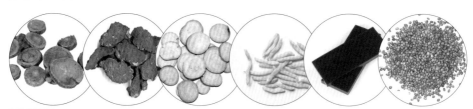

【用法】 用水800毫升，煮取400毫升，分3次服。

【功用】 滋阴润燥，清热生津。

【主治】 温热病后期，阴液亏虚，手足心热，口燥咽干，脉虚大。

【方义方解】 本证病机为温病后期，热毒久羁，灼伤真阴。治宜滋阴润燥，清热生津。本方是由炙甘草汤（复脉汤）加减衍化而成。因温病后期，热灼阴伤，故本方去益气温阳之参、枣、桂、姜，加养血敛阴之白芍，变阴阳气血并补之剂为滋阴养液之方。全方合用，达养血敛阴，生津润燥功效。

【运用】

1. **辨证要点** 主要用于治疗久热伤阴，阴血亏损之证。临床应用以口干唇燥、烦躁不安、心悸、脉虚大或促，为其辨证要点。

2. **加减变化** 气虚者，加人参或太子参；阳虚者，加桂枝；夜寐不安者，火麻仁改为炒酸枣仁，加茯苓；胸闷重者，加瓜蒌、枳壳、郁金；脘痞食欲缺乏者，加广藿香、薏苡仁、厚朴。

3. **现代运用** 常用于治疗久热伤阴，低热，咳嗽等；又用于治疗痹证，石淋等病症。

4. **使用注意** 阴虚化火者忌用。

【方论精粹】

1.《温病条辨》："温邪久羁中焦，阳明阳土，未有不克少阴癸水者，或已下而阴伤，或未下而阴渴。若实证居多，正气未至溃败，脉来沉实有力，尚可假乎于一下，即《伤寒论》中急下以存津液之谓。若中无结粪，邪热少而虚热多，其脉虚必虚……故以复脉汤复其津液……去参、桂、姜、枣之补阳，加白芍收至阴之阴，故云加减复脉汤。在仲景当日，治伤于寒者之结代，自有取于参、桂、姜、枣，复脉中之阳。今治伤于温者之阳亢阴竭，不得再补其阳也。用古法而不拘于古方，医者之化裁也。"

2. 吴坤安《伤寒指掌》："若温邪误治，邪必深入厥阴，神昏音涩，舌绛裂纹，欲寐不寐，午间烦躁，形象畏冷，心中如焚，此正气久虚，阴液已涸。宜复脉汤加减。如生地、麦冬、炙草、白芍、阿胶、丹皮、梨汁之类。"

【小贴士】

化裁方之间的鉴别

四物汤、当归补血汤、归脾汤、复脉汤、加减复脉汤五方，都是补血方。四物汤以补血和血为主，具有调经止痛作用，适用于血虚，痛经，崩漏等证；当归补血汤以补气生血为主，具有退热托疮作用，适用于血虚发热，疮疡溃后不敛等证；归脾汤以补气摄血为主，具有益脾安神作用，适用于劳倦发热，食少不眠，惊悸盗汗，妇女经少血虚，或气不摄血，崩中漏下等证；复脉汤以通阳益气为主，具有滋阴补血作用，适用于气虚血少，心悸，脉结代，或气虚身热，短气自汗等证；加减复脉汤以滋阴补血为主，具有清热复脉作用，适用于热病伤阴，身热口干，脉虚大等证。

救逆汤

【方歌】

> 温病条辨救逆汤,炙草白芍干地黄。
> 麦冬阿胶滋阴血,龙牡之功在潜阳。

【方源】 《温病条辨》:"温病误表,津液被劫,心中震震,舌强神昏,宜复脉法复其津液,舌上津回则生;汗自出,中无所主者,救逆汤主之。"

【组成】 炙甘草、干地黄、生白芍各 18 克,麦冬 15 克(不去芯),阿胶 9 克,生龙骨 12 克,生牡蛎 24 克。

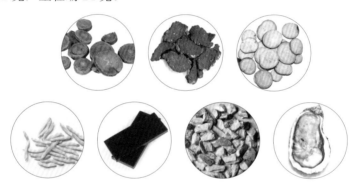

【用法】 以水 800 毫升,煎取 640 毫升,分 3 次服。脉虚大欲散,加人参 6 克。

【功用】 滋阴潜阳,复脉救逆。

【主治】 温病误用发散药,津液被劫,心中震震,舌强神昏,汗自出,中无所主者。

【方义方解】 本证因误汗损伤心气心阴,神无所主所致,故用加减炙甘草汤滋阴养液,去火麻仁之润下,加生龙骨、生牡蛎敛汗安神。

【方论精粹】

《温病条辨》:"误表动阳,心气伤则心震,心液伤则舌謇,故宜复脉其津液也。若伤之太甚,阴阳有脱离之象,复脉亦不胜任,则非救逆不可。"

一甲煎

【方歌】

> 一甲煎方用牡蛎，治疗泄泻巧亦奇。
> 敛肝潜阳功兼擅，疏泄太过是病机。

【方源】 《温病条辨》："下后大便溏甚，周十二时三四行，脉仍数者，未可与复脉汤，一甲煎主之。"

【组成】 生牡蛎 60 克（碾成细末）。

【用法】 水 1.6 升，煮取 600 毫升，分 3 次温服。

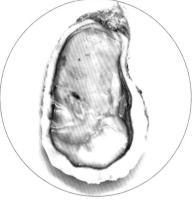

【功用】 敛阴安神。

【主治】 温病下后伤阴，大便溏甚，一日三四次，脉仍数者。

【方义方解】 本证属于下后便泄伤阴，邪热未除，故用牡蛎敛阴、止泻、清余热。

【方论精粹】

1.《温病条辨》："温病用下法后，当数日不大便，今反溏甚，是下之不得其道，有亡阴之虑。方中牡蛎，既能存阴，又涩大便，且清在里之余热，一物而有三用，对本证极为适宜。"

2. 汪瑟庵《伤暑论》："前一甲煎为下后滑泄者设，此二方为阳虚而关闸撤者设，当审证用之。此外有虽下利而邪未净，如热结旁流之类，仍当下。又一例，邪热不杀谷，亦有完谷不化一证，不可不察，当于脉之虚实，并兼现之证辨之。"

一甲复脉汤

【方歌】

一甲复脉用阿胶，麦地姜芍牡蛎调。
下后便溏先不用，下焦温病便溏疗。

【方源】 《温病条辨》："服一二日，大便不溏者，可与一甲复脉汤。"

【组成】 牡蛎30克（碾细），炙甘草、干地黄、生白芍各18克，麦冬（不去芯）15克，阿胶9克。

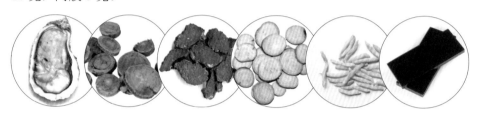

【用法】 上药以水800毫升，煮取300毫升，分2次服。

【功用】 养阴润燥，滋阴清热，滋阴固摄。

【主治】 温病下后，大便溏甚，一日三四次，脉仍数者。下焦温病，但大便溏者。

【方义方解】 本证温热伤阴，兼大便溏，故于救阴之中加敛阴止泻，用加减复脉汤滋阴，牡蛎敛阴止泻。

【运用】

1. **辨证要点** 临床应用以面赤身热，手足心热，口舌干燥，神疲乏力，大便溏泄，舌质鲜红，脉虚大为其辨证要点。

2. **现代运用** 常用于内科杂病、甲状腺功能亢进致心悸不宁、夜不能寐者。

【方论精粹】

《温病条辨》："温病深入下焦劫阴、必以救阴为急务。然救阴之药多滑润，但见大便溏，不必待日三、四行，即以一甲复脉法，复阴之中，预防泄阴之弊。"

二甲复脉汤

【方歌】

> 二甲复脉防痉厥，手指蠕动蛎鳖加。
> 舌干齿黑脉沉数，阿胶地草麦芍麻。

【方源】 《温病条辨》："热邪深入下焦，脉沉数，舌干齿黑，手指但觉蠕动，急防痉厥，二甲复脉汤主之。"

【组成】 炙甘草、干地黄、生白芍各18克，麦冬（不去芯）15克，阿胶、麻仁各9克，生牡蛎15克，生鳖甲24克。

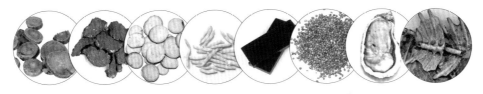

【用法】 上药用水800毫升，煮取600毫升，分3次服。

【功用】 育阴潜阳。

【主治】 温病热邪深入下焦，脉象沉数，舌干齿黑，手指微微蠕动，有发痉厥之势，或痉厥已作者。

【方义方解】 方中炙甘草资助胃气；地黄、白芍、麦冬、阿胶滋养阴液；生牡蛎、生鳖甲介类潜阳。诸药合用，有育阴潜阳之功。对于热伤阴液，阴虚不能潜阳，肝风内动者，用之可以防止痉厥的发生，即使痉厥已作者，亦可应用。

【方论精粹】

《温病条辨》："此示人痉厥之渐也。温病七、八日以后，热深不解，口中津液干涸，但觉手指掣动，即当防其痉厥，不必俟其已厥而后治也。故以复脉育阴，加入介属潜阳，使阴阳交纽，庶厥不可作也。"

三甲复脉汤

【方歌】

> 三甲复脉蛎龟鳖，地芍麻仁胶草麦。
> 温邪伤阴肢痉挛，息风潜阳又养阴。

【方源】 《温病条辨》："下焦温病，热深厥甚，脉细促，心中憺憺大动，甚则心中痛者，三甲复脉汤主之。"

【组成】 炙甘草、干地黄、生白芍各18克，麦冬（不去芯）15克，阿胶、麻仁各9克，生牡蛎15克，生鳖甲24克，生龟甲30克。

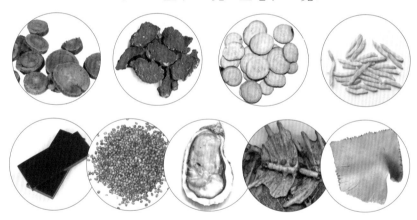

【用法】 上药用水1.6升，煮取600毫升，分3次服。

【功用】 滋阴潜镇。

【主治】 温病后期，热邪烁伤，肝肾之阴，虚风内动，手指蠕动，心中憺憺大动，舌干齿黑唇裂，脉沉细数之症。

【方义方解】 本方中阿胶滋阴养液，善于息内风，为主药。地黄、白芍、麦冬滋阴柔肝；龟甲、牡蛎、鳖甲滋阴潜阳，善于镇痉厥，均为辅药。炙甘草补心气以复脉，与白芍配伍，酸甘化阴，以增强滋阴息风之力；麻仁养阴润燥，共为使药。诸药配伍，共奏滋阴复脉、潜阳息风之功。

【运用】

1. **辨证要点** 主要用于治疗阴虚阳亢化风引起的抽搐和肢体蠕动。临床应用以抽搐伴心悸、舌干唇裂、脉沉细数，为其辨证要点。

2. **现代运用** 可用于治疗中暑、流行性脑脊髓膜炎、流行性乙型脑炎等所引起的肢体抽搐，高血压病引起的眩晕、心悸，糖尿病并发虚脱及低血钙手足搐搦等病症。

3. **使用注意** 若由邪热炽盛引起的痉厥、抽搐，不宜服用。

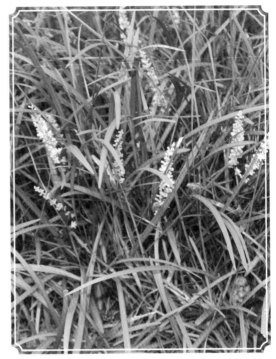

麦冬

【方论精粹】

《温病条辨》："前二甲复脉，防痉厥之渐；即惊厥已作，亦可以二甲复脉止厥。兹又加龟甲名三甲者，以心中大动，甚则痛而然也。心中动者，火以水为体，肝风鸱张，立刻有吸尽西江之势，肾水本虚，不能济肝而后发痉；既痉而水难猝补，心之本体欲失，故然而大动也。甚则痛者，'阴维为病主心痛'，此证热久伤阴，八脉丽于肝肾，肝肾虚而累及阴维故心痛，非如寒气客于心胸之心痛，可用温通。故以镇肾气补任脉通阴维之龟甲止心痛，合入肝搜邪之二甲，相济成功也。"

小定风珠

【方歌】

> 小定风珠鸡子黄，阿胶童便菜龟商。
> 既厥且哕细劲脉，下焦肝动莫温阳。

【方源】 《温病条辨》："既厥且哕（别名呃忒），脉细而劲，小定风珠主之。"

【组成】 鸡子黄（生用）1枚，真阿胶6克，生龟甲18克，童便1杯，淡菜9克。

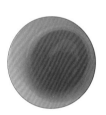 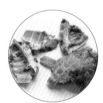 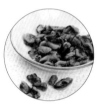

【用法】 上药用水1升，先煮龟甲、淡菜，得400毫升，去滓，入阿胶，上火烊化，再入鸡子黄搅匀，冲入童便，顿服之。

【功用】 滋阴潜阳，息风降逆。

【主治】 温邪久羁下焦，消烁肝肾阴液，虚火上冲，发为痉厥呃忒，脉细而劲者。

【方义方解】 方中鸡子黄、阿胶，为血肉有情之品，能滋补阴液而息内风；龟甲、淡菜滋阴潜阳，并能降逆平冲；童便滋阴降火。合用而有滋阴潜阳、息风降逆之效。

【运用】

1. **辨证要点** 临床以温病后期，真阴被劫，虚多邪少，余热未尽，低热夜甚，时见手指蠕动，舌绛无苔，脉细弦劲为辨证要点。

2. **现代运用** 糖尿病、甲状腺功能亢进等。

大定风珠

【方歌】

> 大定风珠鸡子黄，再合加减复脉汤。
> 三甲并同五味子，滋阴息风是妙方。

【方源】 《温病条辨》："热邪久羁，吸烁真阴，或因误表，或因妄攻，神倦瘛疭，脉气虚弱，舌绛苔少，时时欲脱者，大定风珠主之。"

【组成】 生白芍、干地黄、麦冬（连芯）各18克，阿胶9克，生龟甲、鳖甲（生用）、生牡蛎、炙甘草各12克，麻仁、五味子各6克，鸡子黄（生）2个。

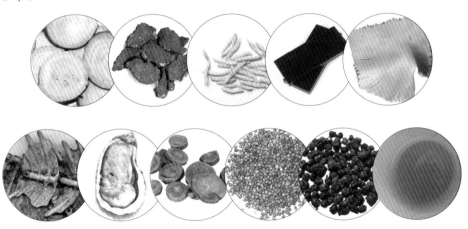

【用法】 上药用水1.6升，煮取600毫升，去滓，再入鸡子黄，搅令匀，分3次服。

【主治】 阴虚动风证。温病后期，神倦瘛疭，脉气虚弱，舌绛苔少，有时时欲脱之势者。

【功用】 滋阴息风。

【方义方解】 本方证乃温病后期，邪热久羁，灼伤真阴；或因误汗、妄攻，重伤阴液所致。肝为风木之脏，阴液大亏，水不涵木，虚风内动，故手足瘛疭；真阴欲竭，故见形瘦神倦，舌绛少苔，脉气虚弱，有时时欲脱之势。此时邪热已去八九，真阴仅存一二。治当滋阴养液，以填补欲竭之真阴，平息内动之虚风。方中鸡子黄、阿胶为血肉有情之品，滋阴养液以息虚风，共为君药。又重用生白芍、干地黄、麦冬壮水涵木，滋阴柔肝，为臣药。阴虚则阳浮，故以龟甲、鳖甲、牡蛎介类潜镇之品，以滋阴潜阳，重镇息风；麻仁养阴润燥；五味子酸收，与滋阴药相伍，而能收敛真阴，与生白芍、甘草相配，又具酸甘化阴之功。以上诸药，协助君、臣药加强滋阴息风之效，均为佐药。炙甘草调和诸药，为使药。本方配伍，以大队滋阴养液药为主，配以介类潜阳之品，寓息风于滋养之中，使真阴得复，浮阳得潜，则虚风自息。

本方由加减复脉汤（炙甘草、干地黄、生白芍、阿胶、麦冬、麻仁）加味变化而成。由于温病时久，邪热灼伤真阴，虚风内动，故加鸡子黄、五味子、龟甲、鳖甲、牡蛎等滋阴潜阳之品，从而由滋阴润燥之方衍化而成滋阴息风之剂。

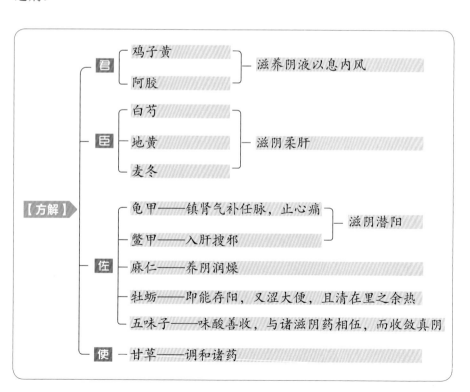

【方解】

君 — 鸡子黄 / 阿胶 —— 滋养阴液以息内风

臣 — 白芍 / 地黄 / 麦冬 —— 滋阴柔肝

佐 — 龟甲 —— 镇肾气补任脉，止心痛
鳖甲 —— 入肝搜邪 —— 滋阴潜阳
麻仁 —— 养阴润燥
牡蛎 —— 即能存阳，又涩大便，且清在里之余热
五味子 —— 味酸善收，与诸滋阴药相伍，而收敛真阴

使 — 甘草 —— 调和诸药

【运用】

1. **辨证要点**　本方是治疗温病后期，真阴大亏，虚风内动之常用方。临床应用以神倦瘛疭，舌绛苔少，脉虚弱为辨证要点。

2. **加减变化**　若兼气虚喘急，加人参补气定喘；气虚自汗，加人参、龙骨、小麦补气敛汗；气虚心悸，加人参、小麦、茯神补气宁神定悸；若低热不退，加地骨皮、白薇以退虚热。

3. **现代运用**　本方常用于乙型脑炎后遗症、眩晕、放疗后舌萎缩、甲状腺功能亢进症、甲状腺功能亢进症术后手足搐搦症、神经性震颤等属于阴虚风动者。

4. **使用注意**　若阴液虽亏而邪热尤盛者，则非本方所宜，正如吴鞠通在《温病条辨》（卷3下焦篇）所说："壮火尚盛者，不得用定风珠、复脉。"

【方论精粹】

1.《温病条辨》："邪热久羁，吸烁真阴，或因误表，或因误攻，神倦瘛疭，脉气虚弱，舌绛苔少，时时欲脱者，大定风珠主之。"原书方后云："喘加人参，自汗加龙骨、人参、小麦，悸者加茯神、人参、小麦。"盖喘、自汗与悸，三者均为气虚之证，故俱用人参以补气、生津，分别加龙骨、小麦以收涩止汗，茯神以宁心定悸。

2. 秦伯未《谦斋医学讲稿》："本方主治温热之邪消涤真阴，神倦、脉弱舌绛、时有虚脱的现象，故用大队滋阴药，佐以介类潜阳镇定。在肝病中遇到肝肾阴血极虚，内风煽动不息，如眩晕不能张目、耳鸣、筋惕肉眴，心慌泛漾，亦常用此加减。凡风阳上扰，肝阴多虚，且有水不涵木现象，故常用白芍、生地治本，结合息风潜阳。但肝阳宜凉镇，肝风必须填补，将本方和羚角钩藤汤对比，可以看到用药的浅深程度。"

3. 李畴人《医方概要》："方中阿胶补肺阴，五味子收肺气，白芍和脾，鳖甲育肝阴，龟甲潜肾阴，牡蛎敛阳和阴，麦冬、熟地养金壮水，麻仁润肠，甘草立中，鸡子黄取其混元之意，酸甘化阴，咸降其火，庶几水火有既济之效，心神宁而得安寐也。若转虚喘汗，则加人参以补气，龙骨扶阳和卫，小麦敛阴止汗。"

甘草

【别名】甜草、甜草根、密草、红甘草、粉草、粉甘草、国老。

【药材特征】甘草：根呈圆柱形，长 25 ~ 100 厘米，直径 0.6 ~ 3.5 厘米。外皮松紧不一。表面红棕色或灰棕色，具显著的纵皱纹、沟纹、皮孔及稀疏的细根痕。质坚实，断面略显纤维性，黄白色，粉性，形成层环明显，射线放射状，有的有裂隙。根茎呈圆柱形，表面有芽痕，断面中部有髓。气微，味甜而特殊。

胀果甘草：根及根茎木质粗壮，有的分枝，外皮粗糙，多灰棕色或灰褐色。质坚硬，木质纤维多，粉性小。根茎不定芽多而粗大。

【性味归经】甘，平。归心、肺、脾、胃经。

【功效主治】补脾益气，清热解毒，祛痰止咳，缓急止痛，调和诸药。用于脾胃虚弱，倦怠乏力，心悸气短，咳嗽痰多，脘腹、四肢挛急疼痛，痈肿疮毒，缓解药物毒性、烈性。

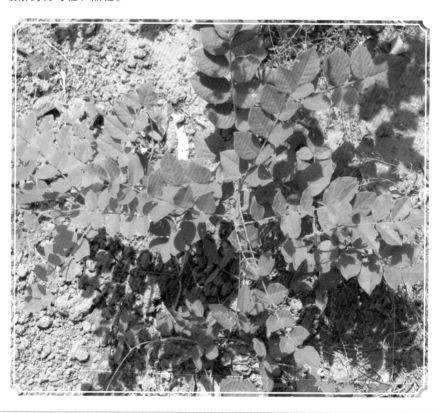

桃仁承气汤

【方歌】

> 桃仁承气用归芍，丹皮硝黄蓄血调。
> 夜热昼凉少腹满，通达便秘尽逍遥。

【方源】 《温病条辨》："少腹坚满，小便自利，夜热昼凉，大便闭，脉沉实者，蓄血也，桃仁承气汤主之，甚则抵当汤。"

【组成】 大黄 15 克，芒硝 6 克，桃仁、当归、芍药、牡丹皮各 9 克。

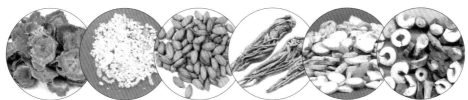

【用法】 上药用水 800 毫升，煎煮成 300 毫升，先服 1 杯，若大便得通，则停服余药，无反应则继续服。

【功用】 化瘀通下。

【主治】 瘟疫昼夜发热，日晡益甚，既投承气，昼日热减，至夜独热，由于瘀血未行者。

【方义方解】 此方主要治疗阳明温病热与血结证，热搏血结蓄于下焦而上扰，既见少腹坚满疼痛，大便结，又见神志如狂，治宜泄热通结，活血逐瘀。本方从《伤寒论》桃核承气汤化裁而来，因热盛，故去辛热之桂枝、甘缓之甘草，加牡丹皮、芍药、当归以增强凉血散血之功，大黄、芒硝凉血化瘀，通闭破结，导瘀热下行。

【运用】

1. **辨证要点** 临床以少腹坚满，按之疼痛，小便自利，大便色黑，神志如狂，舌紫绛，脉沉实为辨证要点。

2. **现代运用** 现用之治疗妇产科疾病，如子宫内膜异位症、子宫肌瘤、月经失调、不孕症、产后腹痛，以及外科、骨科疾病，如骨折、术后腹痛、肠梗阻、肠粘连、腹腔感染等。

【方论精粹】

《温病条辨》："少腹坚满，法当小便不利，今反自利，则非膀胱气闭可知。夜热者，阴热也；昼凉者，邪气隐伏阴分也。大便闭者，血分结也。故以桃仁承气通血分之闭结也。"

当 归

药 材 档 案

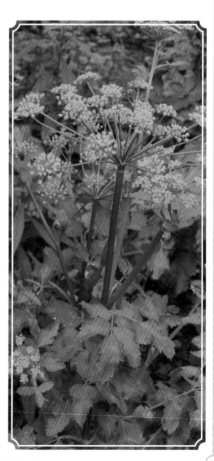

【别名】云归、西当归、秦归、马尾归、岷当归。

【药材特征】本品略呈圆柱形，下部有支根3～5条或更多，长15～25厘米。表面黄棕色至棕褐色，具纵皱纹及横长皮孔样突起。根头（归头）直径1.5～4厘米，具环纹，上端圆钝，有紫色或黄绿色的茎及叶鞘的残基。主根（当归）表面凹凸不平。支根（当归）直径0.3～1厘米，上粗下细，多扭曲，有少数须根痕。质柔韧，断面黄白色或淡黄棕色，皮部厚，有裂隙及多数棕色点状分泌腔，木部色较淡，形成层环黄棕色。有浓郁的香气，味甘、辛、微苦。

柴性大、干枯无油或断面呈绿褐色者不可供药用。

【性味归经】甘、辛，温。归肝、心、脾经。

【功效主治】补血活血，调经止痛，润肠通便。用于血虚萎黄，眩晕心悸，月经不调，经闭痛经，虚寒腹痛，风湿痹痛，肠燥便秘，跌仆损伤，痈疽疮疡。酒当归活血通经。用于经闭痛经，风湿痹痛，跌仆损伤。

桃花粥

【方歌】

> 桃花粥里白粳米，参草同煎石脂研。
> 昧虚舌绛身虽热，完谷数利正须餐。

【方源】 《温病条辨》："温病七、八日以后，脉虚数，舌绛苔少，下利日数十行，完谷不化，身虽热者，桃花粥主之。"

【组成】 人参、炙甘草各 9 克，赤石脂 18 克（研为细末），白粳米 60 克。

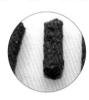

【用法】 水煎服。

【功用】 益气涩肠。

【主治】 温病七八日以后，脉虚数，舌绛苔少，下利日数十行，完谷不化，身虽热者。

【方义方解】 人参补气固脱，赤石脂涩肠止血，合以甘草温中、粳米和胃。

【运用】

1. **辨证要点** 临床以下利脓血，经久不愈，滑脱不禁，小便不利，腹痛绵绵，舌绛苔少，脉虚数为辨证要点。

2. **加减变化** 先因过用寒凉，脉不数，身不热者，加干姜 9 克。

【方论精粹】

《温病条辨》："脉虽数而日下数十行，至于完谷不化，其里邪已为泄泻下行殆尽。完谷不化，脾阳下陷，火灭之象；脉虽数而虚，苔化而少，身虽余热未退，亦虚热也，纯系关闸不藏见证，补之稍缓则脱。故改桃花汤为粥，取其逗留中焦之意，此条认定完谷不化四字要紧。"

竹叶玉女煎

【方歌】

> 竹叶玉女地牛膝，知母石膏妇女宜。
> 经潮脉数聋呕渴，旬余不愈痉发期。

【方源】 《温病条辨》："妇女温病，经水适来，脉数耳聋，干呕烦渴，辛凉退热，兼清血分，甚至十数日不解，邪陷发痉者，竹叶玉女煎主之。"

【组成】 生石膏18克，干地黄、麦冬各12克，知母、牛膝各6克，淡竹叶9克。

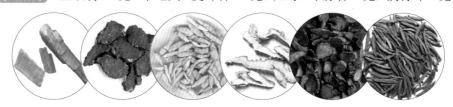

【用法】 上药用水1.6升，先煮石膏、地黄，得1升；再入余四味，煮成400毫升。先服200毫升，12小时后再服。服药后病情缓解，即停服余下汤药，若病仍不解，继续再服。

【功用】 辛凉解肌，兼清血分。

【主治】 热血入室，既有外邪，又有血热。症见经水适来之妇人脉数耳聋，干呕烦渴，甚至十数日不解，邪陷发痉者。

【方义方解】 本方证为病邪由表入里，外热未除，里热又急，故邪陷发痉。方中石膏，知母清阳明有余之火；干地黄补少阴不足之水；麦冬滋阴生津；牛膝导热引血下行，以降炎上之火，而止上溢之血。加竹叶，两清表里之热。

【方论精粹】

《温病条辨》："此与两感证同法。辛凉解肌，兼清血分者，所以补上中焦之未备；甚至十数日不解，邪陷发痉，外热未除，里热又急，故以玉女煎加竹叶，两清表里之热。"

护阳和阴汤

【方歌】

护阳和阴血室伤，两清气血半邪亡。
脉数余邪还不解，芍参草麦地黄将。

【方源】 《温病条辨》："热入血室，医与两清气血，邪去其半，脉数，余邪不解者，护阳和阴汤主之。"

【组成】 白芍 15 克，炙甘草、人参、麦冬（连芯炒用）各 6 克，干地黄（炒用）9 克。

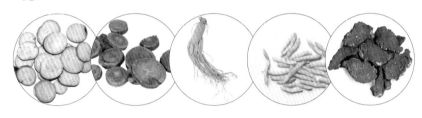

【用法】 水 500 毫升，煮取 200 毫升，分 2 次温服。

【功用】 补气养阴清热。

【主治】 温病热入血室，医与两清气血，邪去其半，脉数，余邪不解者。

【方义方解】 本方证为病邪由表入里，外热未除，里热又急，故邪陷发痉。方中人参、炙甘草补气，麦冬、白芍、生地黄清热养阴。诸药合用，共奏益气养阴清热之效。

【方论精粹】

《温病条辨》："大凡体质素虚之人，驱邪及半，必兼护养元气，佐以清邪。故以参、甘护元阳，白芍、麦冬、生地和阴清邪也。"

加减桃仁承气汤

【方歌】

加减桃仁承气汤，人中丹地泽兰黄。
神气忽清忽紊乱，左脉沉兮右脉长。
舌痿冷饮心烦热，经行热病旬日狂。
细观金匮参条辨，瘀血在里此方良。

【方源】 《温病条辨》："热病经水适至，十余日不解，舌痿饮冷，心烦热，神气忽清忽乱，脉右长左沉，瘀热在里也，加减桃仁承气汤主之。"

【组成】 大黄（制用）、桃仁（炒用）各9克，细生地黄18克，牡丹皮12克，泽兰、人中白各6克。

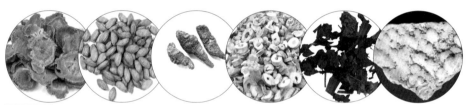

【用法】 上药用水8杯，煎煮成3杯，先服1杯，待12小时后，如果大便解出黑血，并且随着大便解后患者神志转清，口渴减轻，就可停止服药；如果服药后病情没有变化，则继续服第2杯，或再服第3杯。

【功用】 逐血分瘀热。

【主治】 热病经水适至，十数日不解，舌痿饮冷，心中烦热，神气忽清忽乱，脉右长左沉，瘀热在里者。

【方义方解】 妇人热病，经水适至，十余日不解，瘀热在里，血蓄于内，而成血热互结之证，治当破血逐瘀，清热凉血为要。故而方用桃仁活血祛瘀；大黄下血积聚，泻热逐瘀，推陈致新；生地黄、牡丹皮清热凉血；泽兰辛散温通，不寒不燥，性较平和，行而不峻，能舒肝气而通经脉，具有祛瘀散结而不伤正气的特点；人中白止血消瘀。

连梅汤

【方歌】

> 连梅可使少阴调，暑入厥阴麻痹疗。
> 麦地阿胶先紫雪，神迷心热躁烦消。

【方源】 《温病条辨》："暑邪深入少阴消渴者，连梅汤主之；入厥阴麻痹者，连梅汤主之；心热烦躁神迷甚者，先与紫雪丹，再与连梅汤。"

【组成】 黄连、阿胶各6克，乌梅（去核）、麦冬（连芯用）、生地黄各9克。

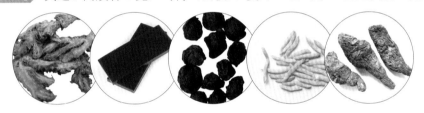

【用法】 用水1升，煮取400毫升，分2次服。

【功用】 清心泻火，滋肾养液。

【主治】 暑邪深入少阴，火灼阴伤，消渴引饮；暑邪深入厥阴，筋脉失养，手足麻痹者。

【方义方解】 暑温后期，暑热久羁，伤及心肾，水火不济。方中黄连清心热，阿胶、生地黄滋肾液，麦冬养肺阴，以滋水之上源；乌梅与黄连相合，有酸苦泄热之效，与生地黄、麦冬相合，有酸甘化阴之功。心火清，肾水复，肝阴充，则消渴、麻痹均可愈。

君	黄连	苦寒，清心泻火，使不燥津	
臣	乌梅	味酸敛阴生津	诸药相伍，共奏清心泻火、滋肾养液之功，使心火清、肾水复
佐	生地黄	甘寒滋液，与乌梅相配，有酸甘化阴之功	
	麦冬		
	阿胶		

【运用】

1. **辨证要点**　临床以身热烦躁，口渴引饮，肢体麻痹，舌红绛，苔黄燥，脉细数为辨证要点。

2. **加减变化**　脉虚大而芤者，加人参。

3. **现代运用**　乙型脑膜炎、病毒性心肌炎、慢性萎缩性胃炎、糖尿病等。

【方论精粹】

1.《温病条辨》："肾主五液而恶燥，暑先入心，助心火独亢于上，肾液不供，故消渴也。再心与肾均为少阴，主火，暑为火邪，以火从火，二火相搏，水难为济，不消渴得乎以黄连泻壮火，使不烁津，以乌梅之酸以生津，合黄连酸苦为阴；以色黑沉降之阿胶救肾水，麦冬、生地合乌梅酸甘化阴，庶消渴可止也。肝主筋而受液于肾，热邪伤阴，筋经无所秉受，故麻痹也。再包络与肝均为厥阴，主风水，暑先入心，包络代受，风火相搏，不麻痹得乎以黄连泻克水之火，以乌梅得木气之先，补肝之正，阿胶增液而熄肝风，冬、地补水以柔木，庶麻痹可止也。心热烦躁神迷者，先与紫雪丹者，开暑邪之出路，俾梅、连有入路也。"

2. 秦伯未《谦斋医学讲稿》："连梅汤——黄连、乌梅、麦冬、生地、阿胶。此酸甘化阴兼酸苦泄热法，治津伤消渴，亦清心火而滋肝肾。"

3. 程昭寰《方剂气味配伍理论及应用》："黄连苦寒，清心泻火，使不燥津，为主药；乌梅味酸敛阴生津为辅；二者相配，酸苦为阴，酸苦互济，泻热而不苦燥，清热而兼柔阴，而达酸苦泄热之效。生地、麦冬、阿胶甘寒滋液，与乌梅相配，有酸甘化阴之功，为佐药。且生地甘寒清热滋阴，阿胶滋阴补血，合为本方方根，加强滋肾水之力。诸药相伍，使心火清、肾水复。方以乌梅、黄连之酸苦，合麦冬、生地之甘寒为主，而构成酸苦甘寒之剂。亦是酸苦、酸甘合法，以连、梅之酸苦，合乌梅、冬、地之酸甘，构成酸苦泄热、酸甘化阴复法。"

椒梅汤

【方歌】

> 椒梅汤中白芍药，黄芩黄连与人参。
> 干姜半夏枳实配，驱蛔祛暑效果优。

【方源】 《温病条辨》："暑邪深入厥阴，舌灰，消渴，心下板实，呕恶吐蛔，寒热，下利血水，甚至声音不出，上下格拒者，椒梅汤主之。"

【组成】 川椒（炒黑）、乌梅（去核）、白芍各9克，人参、黄连、黄芩、干姜、半夏各6克，枳实4.5克。

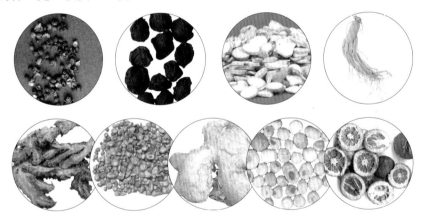

【用法】 水煎服。每日1剂，日服2次或顿服。

【功用】 驱蛔，祛暑。

【主治】 上热下寒、胸痞呕恶、寒热夹杂、或脐周腹痛、吐蛔下利等。

【方义方解】 本方由仲景乌梅丸化裁而成。方中川椒、乌梅、黄连三味极辛、极酸、极苦之品，为驱蛔杀虫之主药；配黄芩助黄连以祛暑邪；干姜助川椒以驱蛔，并能温脾胃以实土；土败木乘，故以白芍柔肝，人参补虚；心下板实，故用枳实以破气消痞；呕恶吐蛔，故用半夏以降逆止呕。诸药合用，共奏驱蛔祛暑之功。

【运用】

1. **辨证要点**　主要用于治疗土虚木旺、下寒上热之证。临床应用以上热下寒、胸痞呕恶、寒热夹杂，或脐周腹痛、吐蛔下利等，为其辨证要点。

2. **加减变化**　临床应用，人参可易党参。胸痞胀满者，加木香、青皮、陈皮；呕恶甚者，加代赭石、竹茹；下利，加木香、茯苓、白术等。

3. **现代运用**　可用于蛔虫病，急、慢性胃炎，以及房室期前收缩，眩晕等病症。

【方论精粹】

《温病条辨》:"此土败木乘，正虚邪炽，最危之候，故以酸苦泄热，辅正驱邪立法，据理制方，冀其转关耳。"

花　椒

药 材 档 案

【别名】秦椒、大椒、巴椒、川椒、蜀椒。

【药材特征】青椒：多为2～3个上部离生的小蓇葖果，集生于小果梗上，蓇葖果球形，沿腹缝线开裂，直径3～4毫米。外表面灰绿色或暗绿色，散有多数油点及细密的网状隆起皱纹；内表面类白色，光滑。内果皮常由基部与外果皮分离。残存种子呈卵形，长3～4毫米，直径2～3毫米，表面黑色，有光泽。气香，味微甜而辛。

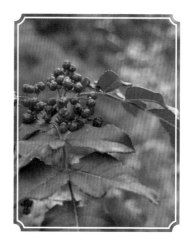

花椒：蓇葖果多单生，直径4～5毫米。外表面紫红色或棕红色，散有多数疣状突起的油点，直径0.5～1毫米，对光观察半透明；内表面淡黄色。香气浓，味麻辣而持久。

【性味归经】辛、温。归脾、胃、肾经。

【功效主治】温中止痛，杀虫止痒。用于脘腹冷痛，呕吐泄泻，虫积腹痛；外治湿疹，阴痒。

三才汤

【方歌】

> 三才借取天地人，两复阴阳重在阴。
> 食寝能安神亦爽，暑邪久热气津存。

【方源】 《温病条辨》："暑邪久热，寝不安，食不甘，神识不清，阴液元气两伤者，三才汤主之。"

【组成】 人参9克，天冬6克，干地黄15克。

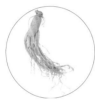 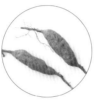 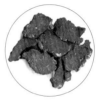

【用法】 上药用水1升，浓煎400毫升，分2次温服。

【功用】 补气养阴生津。

【主治】 暑温日久，阴液元气两伤，睡眠不安，不思饮食。

【方义方解】 方中人参益气健脾，培土伏火，天冬补肺生水，干地黄滋阴清热，合用有培土生金、金水相生、补土伏火、滋阴降火之功。

【运用】

1. **辨证要点** 临床以气短神疲，胃纳不馨，寐寝不安，口燥咽干，舌红少苔，脉弦数为辨证要点。

2. **加减变化** 欲复阴者，加麦冬、五味子；欲复阳者，加茯苓、炙甘草。

3. **现代运用** 用于乙型脑膜炎后期。

【方论精粹】

《温病条辨》："凡热病久入下焦，消泺真阴，必以复阴为主。其或元气亦伤，又必兼护其阳。三才汤两复阴阳，而偏于复阴为多者也。"

香附旋覆花汤

【方歌】

> 香附旋覆花煎汤，苡仁夏苓苏杏霜。
> 橘皮功可行气滞，伏暑湿温并外攘。

【方源】 《温病条辨》："湿温伏暑胁痛，或咳或不咳，或但热不寒，或寒热往来如疟者，湿邪积为支饮，悬于胁下也，不可误认柴胡证，香附旋覆花汤主之。"

【组成】 生香附、旋覆花（绢包）、紫苏子霜、茯苓块各9克，橘皮6克，半夏、薏苡仁各15克。

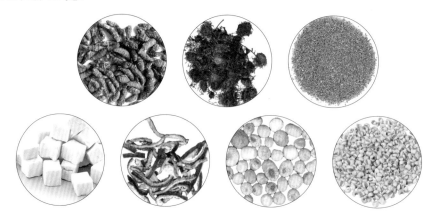

【用法】 用水800毫升，煮取300毫升。分2次温服。

【功用】 降气化痰，理气利水。

【主治】 伏暑、湿温积留支饮，悬于胁下，时令之邪与里水相搏，症见胁痛，咳嗽，潮热，或寒热如疟状。

【方义方解】 本证因气滞痰阻所致，方中香附、旋覆花通经络、逐痰浊，紫苏子降肺气、消痰饮，橘皮、半夏、茯苓、薏苡仁理气化痰燥湿。

【运用】

1. **辨证要点** 临床以胁痛，咳嗽，潮热，或寒热如疟状为辨证要点。

2. **加减变化** 腹满者加厚朴，痛甚者加降香末。

3. **现代运用** 加入活血行气药治外伤性气血胸。

【方论精粹】

《温病条辨》："香附、旋复，善通肝络而逐胁下之饮，苏子，杏仁，降肺气而化饮，所谓建金以平木；广皮、半夏消痰饮之正，茯苓、薏仁，开太阳而阖阳明，所谓治水者必实土，中流涨者开支河之法也。"

香 附
药 材 档 案

【别名】蓑草、香附米、莎草根、香附子、三棱草根。

【药材特征】本品多呈纺锤形，有的略弯曲，长 2 ~ 3.5 厘米，直径 0.5 ~ 1 厘米。表面棕褐色或黑褐色，有纵皱纹。并有 6 ~ 10 个略隆起的环节，节上有未除净的棕色毛须及须根断痕；去净毛须者较光滑，环节不明显。质硬，经蒸煮者断面黄棕色或红棕色，角质样；生晒者断面色白而显粉性，内皮层环纹明显，中柱色较深。点状维管束散在。气香，味微苦。

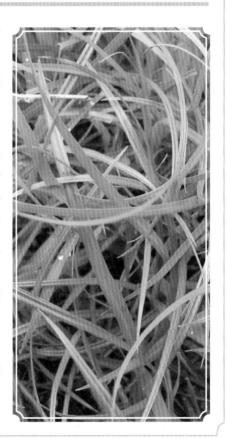

【性味归经】辛、微苦、微甘，平。归肝、脾、三焦经。

【功效主治】疏肝解郁，理气宽中，调经止痛。用于肝郁气滞，胸胁胀痛，疝气疼痛，乳房胀痛，脾胃气滞，脘腹痞闷，胀满疼痛，月经不调，经闭痛经。

鹿附汤

【方歌】

鹿附草果菟丝苓，身痛苔白湿可清。
足跗浮肿足经病，少阴湿去待阳升。

【方源】 《温病条辨》："湿久不治，伏足少阴，舌白身痛，足跗浮肿，鹿附汤主之。"

【组成】 鹿茸、茯苓各15克，附子、菟丝子各9克，草果3克。

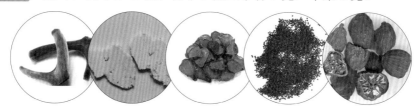

【用法】 上药用水500毫升，煮取200毫升，一日2次，滓再煮100毫升服。

【功用】 温肾利水。

【主治】 寒湿，湿久不治，伏足少阴，舌白身痛，足跗浮肿。

【方义方解】 本证因脾肾阳虚，水湿内停所致，故用鹿茸、附子、菟丝子温补肾阳，草果芳香化湿，茯苓利水渗湿。

【方论精粹】

《温病条辨》："湿伏少阴，故以鹿茸补督脉之阳。督脉根于少阴，所谓八脉丽于肝肾也；督脉总督诸阳，此阳一升，则诸阳听令。附子补肾中真阳，通行十二经，佐之以菟丝，凭空行气而升发少阴，则身痛可休。独以一味草果，温太阴独胜之寒以醒脾阳，则地气上蒸天气之白苔可除；且草果，子也，凡子皆达下焦。以茯苓淡渗，佐附子开膀胱，小便得利，而跗肿可愈矣。"

安肾汤

【方歌】

> 安肾芎术芦巴苓，菟丝补肾久湿通。
> 脾阳消乏肾亦惫，附茴韭子鹿茸功。

【方源】 《温病条辨》："湿久，脾阳消乏，肾阳亦惫者，安肾汤主之。"

【组成】 鹿茸、胡芦巴、补骨脂、茯苓、菟丝子各9克，韭菜子3克，大茴香、附子、苍术各6克。

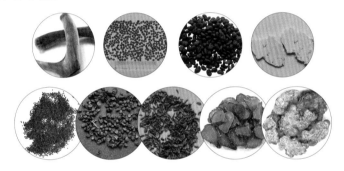

【用法】 上药用水800毫升，煎煮成300毫升，分3次服。大便稀溏加赤石脂；病久怕服汤药，可用上药20剂制成丸药服。

【功用】 温补脾肾除湿。

【主治】 湿久脾阳消乏，肾阳亦惫。

【方义方解】 本证属于脾肾阳虚，水湿内停，故用附子、鹿茸、胡芦巴、补骨脂、菟丝子、韭菜子等补肾阳，苍术、茯苓健脾利湿，大茴香温里散寒。

【方论精粹】

《温病条辨》："凡肾阳惫者，必补督脉，故以鹿茸为君，附子、韭子等补肾中真阳，但以苓术二味，渗湿而补脾阳，釜底增薪法也。其曰安肾者，肾以阳为体，体立而用安矣。"

橘半桂苓枳姜汤

【方歌】

> 橘半桂苓枳姜汤，霖便食饥四反常。
> 饮家阴吹还恶水，弦迟脉见要思量。

【方源】 《温病条辨》："饮家阴吹，脉弦而迟，不得固执《金匮》法，当反用之，橘半桂苓枳姜汤主之。"

【组成】 半夏60克，小枳实、桂枝各30克，橘皮、茯苓块、生姜各18克。

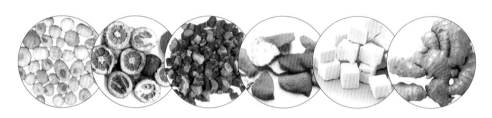

【用法】 上药用甘澜水10碗，煎煮成4碗，分4次服。白天服3次，夜晚服1次，至病痊愈为止。

【功用】 行气和胃，化痰导滞。

【主治】 饮家阴吹，脉弦而迟。

【方义方解】 本方治疗之阴吹是因过食肥甘，脾失健运，湿聚成痰，痰饮盘踞中焦，影响肠胃气机，谷气不循常道而成。治宜燥湿化痰，理气和中，使气行湿化，则痰消而诸症可愈。方中法半夏燥湿化痰、和胃止呕、散结消痞；气机不畅则痰凝，痰凝则气机更为不畅，故配陈皮、枳壳理气和中、化湿消痰；茯苓健脾去湿，使湿去而痰无以生；桂枝温阳化饮，使痰饮消除；生姜温中和胃止呕，并制半夏之毒。诸药合用，共奏燥湿化痰、和中止呕、行气化滞之效。

椒桂汤

【方歌】

> 椒桂良姜吴茱萸，更取柴茴青广皮。
> 暴感寒温疝寒热，脉弦反数痛当脐。

【方源】 《温病条辨》："暴感寒湿成疝，寒热往来，脉弦反数，舌白滑，或无苔不渴，当脐痛，或胁下痛，椒桂汤主之。"

【组成】 川椒（炒黑）、桂枝、柴胡各18克，良姜、广陈皮、青皮各9克，小茴香、吴茱萸（泡淡）各12克。

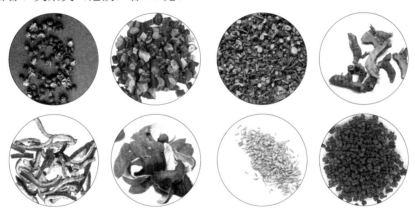

【用法】 用急流水1.6升，煮成600毫升，温服200毫升。覆被令微汗，佳。不汗，再服200毫升，接饮生姜汤，促之得汗。次早又服200毫升，不必覆被再令汗。

【功用】 温中散寒，行气止痛。

【主治】 治暴感寒湿成疝，寒热往来，脉弦反数，舌白滑，或无苔，不渴，当脐痛，或胁下痛。

【方义方解】 本证因寒湿阻滞气机。方中用川椒、吴茱萸、小茴温中逐寒，芳香化浊而行气；柴胡入少阳领邪外出；桂枝解太阳表邪；佐以青皮、广陈皮疏理肝气，从中达外；良姜为使，温养下焦阳气。

宣清导浊汤

【方歌】

> 宣清导浊二苓淡，蚕沙皂荚水石寒。
> 湿滞大肠舌苔腻，化湿清热气机宣。

【方源】 《温病条辨》："湿温久羁，三焦弥漫，神昏窍阻，少腹硬满，大便不下，宣清导浊汤主之。"

【组成】 猪苓、茯苓各 15 克，寒水石 18 克，晚蚕沙 12 克，皂荚子（去皮）9 克。

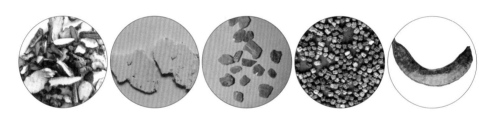

【用法】 用水 1 升，煮成 400 毫升，分 2 次服，以大便通利为度。

【功用】 宣泄湿浊，通利二便。

【主治】 湿温久羁，三焦弥漫，神志轻度昏迷，少腹硬满，大便不通，小便赤少，舌苔浊腻，脉象实者。

【方义方解】 本证病机为湿浊久羁，邪郁气结，肠道传导失常。治宜宣通气机，清化湿浊。方中寒水石利湿清热，晚蚕沙、皂荚子宣清化浊，猪苓、茯苓甘淡渗湿利水。

【运用】

1. **辨证要点** 临床以神识如蒙，脘痞腹胀，小腹硬满，大便不通，舌苔垢腻为辨证要点。

2. **现代运用** 用于伤寒、副伤寒等。

3. **使用注意** 方药大多是清热泻火、祛湿、开窍等药，过量会引起恶心呕吐及腹泻，以及气阴虚等副作用。皂荚性味辛、温，有小毒，有祛痰开窍的作用，如内服剂量过大或久服，可引起呕吐及腹泻。本品辛散走窜，气虚阴亏和血虚病人也不能久服。

【方论精粹】

《温病条辨》："此湿久郁结于下焦气分，闭塞不通之象，故用能升、能降、苦泄滞、淡渗湿之猪苓，合甘少淡多之茯苓，以渗湿利气；寒水石色白性寒，由肺直达肛门，宣湿清热，盖膀胱主气化，肺开气化之源，肺藏魄，肛门曰魄门，肺与大肠相表里之义也；晚蚕沙化浊中清气，大凡肉体未有死而不腐者，蚕则僵而不腐，得清气之纯粹者也，故其粪不臭不变色，得蚕之纯清，虽走浊道而清气独全，既能下走少腹之浊部，又能化浊湿而使之归清，以己之正，正人之不正也，用晚者，本年再生之蚕，取其生化最速也；皂荚辛咸性燥，入肺与大肠，金能退暑，燥能除湿，辛能通上下关窍，子更直达下焦，通大便之虚闭，合之前药，俾郁结之湿邪，由大便而一齐解散矣；二苓、寒石，化无形之气；蚕沙、皂子，逐有形之湿也。"

猪 苓

药材档案

【别名】猪茯苓、地乌桃、野猪食、猪屎苓。

【药材特征】本品呈条形、类圆形或扁块状，有的有分枝，长5～25厘米，直径2～6厘米。表面黑色、灰黑色或棕黑色，皱缩或有瘤状突起。体轻，质硬，断面类白色或黄白色，略呈颗粒状。气微，味淡。

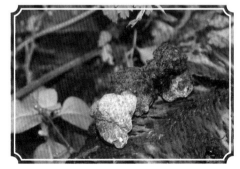

【性味归经】甘、淡，平。归肾、膀胱经。

【功效主治】利水渗湿。用于小便不利，水肿，泄泻，淋浊，带下。

【用量用法】6～12克，煎服。

加味异功汤

【方歌】

> 疟邪久羁已成劳，身痛络虚腹胀高。
> 温补中焦资血液，异功归桂姜枣调。

【方源】 《温病条辨》："疟邪久羁，因疟成劳，谓之劳疟；络虚而痛，阳虚而胀，胁有疟母，邪留正伤，加味异功汤主之。"

【组成】 人参、茯苓、白术（炒焦）各9克，当归、肉桂各4.5克，炙甘草、广皮各6克，生姜9克，大枣（去核）2枚。

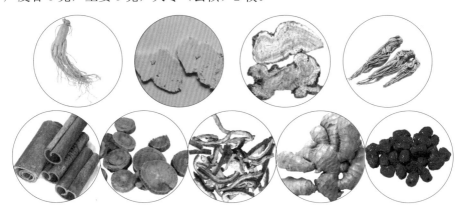

【用法】 上药用水5杯，煎煮成2杯，药渣可加水再煎煮1杯，共3杯，一日分3次服下。

【功用】 辛甘温阳。

【主治】 疟邪久羁，因疟成劳，而成劳疟；络虚而痛，阳虚而胀，胁有疟母，邪留正伤。

【方义方解】 此方用于疟邪久羁，反复发作，久治不愈，形成慢性疟疾的劳疟、久疟，并致阴阳两伤，肝胆气血失调，在胁下瘀结成"疟母"的证候。方中取异功散益气健脾，行气化滞，加肉桂、当归甘辛温以温补中、下二焦气血，合生姜、大枣调和营卫。全方合奏温补中焦、调和气血、使气血相生、劳疟自愈。

【方论精粹】

《温病条辨》:"疟邪入羁,因疟成劳,谓之劳疟;络虚而痛,阳虚而胀,胁有疟母,邪留正伤,加味异功汤主之。此证气血两伤。经云:'劳者温之。'故以异功温补中焦之气,归、桂合异功温养下焦之血,以姜、枣调和营卫,使气血相生而劳疟自愈。此方补气,人所易见,补血人所不知,经谓:'中焦受气,取汁变化而赤,是谓血,凡阴阳两伤者,必于气中补血,定例也。'人参、茯苓、白术(炒焦)、生姜各三钱,当归、肉桂各一钱五分,炙甘草、广皮各二钱,大枣(去核)二个。水五杯,煮成两杯,滓再煮一杯。分三次服。"

白 术

药 材 档 案

【别名】于术、山连、浙术、冬白术、山姜、天蓟。

【药材特征】本品为不规则的肥厚团块,长3～13厘米,直径1.5～7厘米。表面灰黄色或灰棕色,有瘤状突起及断续的纵皱和沟纹,并有须根痕,顶端有残留茎基和芽痕。质坚硬不易折断,断面不平坦,黄白色至淡棕色,有棕黄色的点状油室散在。烘干者断面角质样,色较深或有裂隙。气清香,味甘、微辛,嚼之略带黏性。

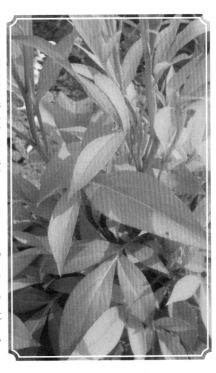

【性味归经】苦、甘,温。归脾、胃经。

【功效主治】健脾益气,燥湿利水,止汗,安胎。用于脾虚食少,腹胀泄泻,痰饮眩悸,水肿,自汗,胎动不安。土白术健脾、和胃、安胎,用于脾虚食少、泄泻便溏、胎动不安。

温脾汤

【方歌】

> 温脾草果蜀漆姜，桂朴茯苓养脏强。
> 腹胀不渴反呕水，太阴三疟要达阳。

【方源】 《温病条辨》："太阴三疟，腹胀不渴，呕水温脾汤主之。"

【组成】 草果6克，桂枝、蜀漆（炒）、厚朴各9克，生姜、茯苓各15克。

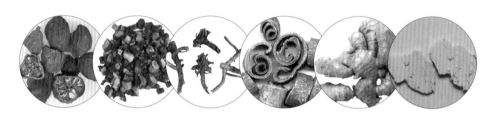

【用法】 上药用水1升，煮取400毫升，分2次温服。

【功用】 温中化湿，行气截疟。

【主治】 太阴三疟，腹胀不渴，呕水者。

【方义方解】 本证因脾虚痰浊内伏所致，故用草果、厚朴温中行气化湿，茯苓、生姜和胃利湿，蜀漆截疟，桂枝通阳散寒。诸药合用，共奏温中散寒、行气截疟之效。

【方论精粹】

《温病条辨》："三疟本系深入脏真之痼疾，往往经年不愈，现脾胃症，犹属稍轻。腹胀不渴，脾寒也，故以草果温太阴独胜之寒，辅以厚朴消胀。呕水者，胃寒也。故以生姜降逆，辅以茯苓渗湿而养正。蜀漆乃常山苗，其性急走疟邪，导以桂枝，外达太阳也。"

草　果

【别名】老蔻、云草果、草果仁、草果子。

【药材特征】本品呈长椭圆形，具三钝棱，长 2 ~ 4 厘米，直径 1 ~ 2.5 厘米。表面灰棕色至红棕色。具纵沟及棱线，顶端有圆形突起的柱基，基部有果梗或果梗痕。果皮质坚韧，易纵向撕裂。剥去外皮，中间有黄棕色隔膜，将种子团分成 3 瓣，每瓣有种子多为 8 ~ 11 粒。种子呈圆锥状多面体，直径约 5 毫米；表面红棕色，外被灰白色膜质的假种皮，种脊为一条纵沟，尖端有凹状的种脐；质硬，胚乳灰白色。有特异香气，味辛、微苦。

【性味归经】辛，温。归脾、胃经。

【功效主治】燥湿温中，截疟除痰。用于寒湿内阻，脘腹胀痛，痞满呕吐，疟疾寒热，瘟疫发热。

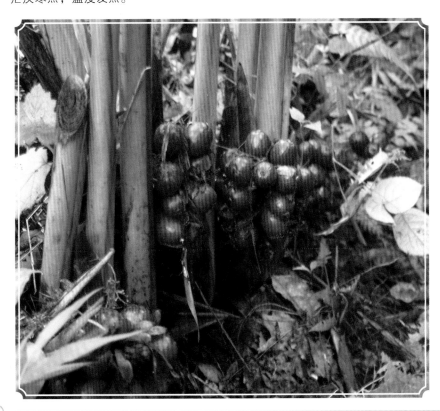

扶阳汤

【方歌】

> 扶阳参桂附归茸，嗜卧形寒三疟从。
> 舌淡脉微发不渴，少阴得治久服宁。

【方源】 《温病条辨》："少阴三疟，久而不愈，形寒嗜卧，舌淡脉微，发时不渴，气血两虚，扶阳汤主之。"

【组成】 鹿茸（生用，锉成细末，先用黄酒煎好备用）15克，熟附子、蜀漆（炒黑）、粗桂枝各9克，人参、当归各6克。

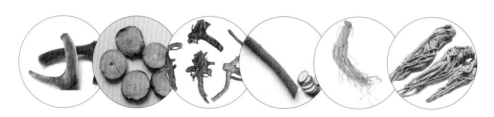

【用法】 用水1.6升，加入鹿茸酒，煎成300毫升，一日服3次。

【功用】 益气补血，扶阳祛寒。

【主治】 少阴三疟，久而不愈，气血两虚，形寒嗜卧，发时不渴，舌淡，脉微。

【方义方解】 本证因脾肾两虚，气血不足所致，故用鹿茸、熟附子温补肾阳，人参、当归益气养血，桂枝温通阳气，蜀漆祛痰截疟。

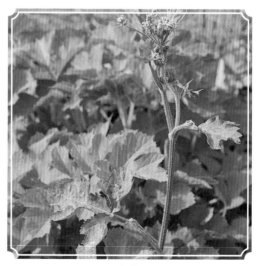

当归

【方论精粹】

《温病条辨》："《疟论》篇：黄帝问曰：'时有间二日，或至数日发，或渴或不渴，其故何也？'岐伯曰：'其间日者，邪气客于六腑，而有时与卫气相失，不能相得，故休数日乃作也。'疟者，阴阳更胜也。或甚或不甚，故或渴或不渴。《刺疟篇》曰：'足少阴之疟，令人呕吐甚，多寒热，热多寒少，欲闭户牖而处，其病难已。'夫少阴疟，邪入至深，本难速已。三疟又系积重难返，与卫气相失之证，久不愈，其常也。既已久不愈矣，气也血也，有不随时日耗散也哉！形寒嗜卧，少阴本证，舌淡脉微不渴，阳微之象。故以鹿茸为君，峻补督脉，一者八脉丽于肝肾，少阴虚，则八脉亦虚；一者督脉总督诸阳，为卫气之根本。人参、附子、桂枝，随鹿茸而峻补太阳，以实卫气；当归随鹿茸以补血中之气，通阴中之阳；单以蜀漆一味，急提难出之疟邪，随诸阳药努力奋争，由卫而出。阴脏阴证，故汤以扶阳为名。"

附 子

药 材 档 案

【别名】五毒、铁花。

【药材特征】盐附子：呈圆锥形，长4～7厘米，直径3～5厘米。表面灰黑色，被盐霜，顶端有凹陷的芽痕，周围有瘤状突起的支根或支根痕。体重，横切面灰褐色，可见充满盐霜的小空隙及多角形形成层环纹，环纹内侧导管束排列不整齐。气微，味咸而麻，刺舌。

黑附片：为纵切片，上宽下窄，长1.7～5厘米，宽0.9～3厘米，厚0.2～0.5厘米。外皮黑褐色，切面暗黄色，油润具光泽，半透明状，并有纵向导管束。质硬而脆，断面角质样。气微，味淡。

白附片：无外皮，黄白色，半透明，厚约0.3厘米。

【性味归经】辛、甘，大热。有毒。归心、肾、脾经。

【功效主治】回阳救逆，补火助阳，散寒止痛。用于亡阳虚脱，肢冷脉微，心阳不足，胸痹心痛，虚寒吐泻，脘腹冷痛，肾阳虚衰，阳痿宫冷，阴寒水肿，阳虚外感，寒湿痹痛。

茵陈白芷汤

【方歌】

> 茵陈白芷藿香柏，茯苓皮与西秦皮。
> 酒客久痢无他症，饮食不减却须医。

【方源】 《温病条辨》："酒客久痢，饮食不减，茵陈白芷汤主之。"

【组成】 绵茵陈，白芷，北秦皮，茯苓皮，黄柏，藿香（原著无用量）。

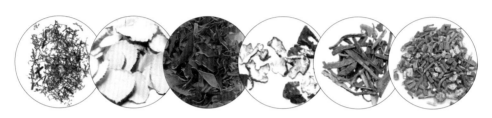

【用法】 水煎服。

【功用】 清利湿热。

【主治】 酒客久痢，饮食不减。

【方义方解】 本证因饮食不节、湿热郁阻肠腑，故用绵茵陈之苦清热利湿，白芷之辛升阳祛湿，茯苓皮之淡健脾渗湿，藿香芳香化湿，秦皮、黄柏之苦清热燥湿。

【方论精粹】

《温病条辨》："久痢无他证，而且能饮食如故，知其病之未伤脏真胃土，而在肠中也。痢久不止者，酒客湿热下注，故以风药之辛，佐以苦味入肠，芳香凉淡也。盖辛能胜湿，而升脾阳，苦能渗湿清热，芳香悦脾而燥湿，凉能清热，淡能渗湿也。俾湿热去而脾阳升，痢自止矣。"

双补汤

【方歌】

> 双补覆盆补骨山，菟苁巴戟芡萸莲。
> 老年久痢参苓味，阳气衰残脾肾还。

【方源】 《温病条辨》："老年久痢，脾阳受伤，食滑便溏，肾阳亦衰，双补汤主之。"

【组成】 人参，山药，茯苓，莲子，芡实，补骨脂，肉苁蓉，山茱萸，五味子，巴戟天，菟丝子，覆盆子（原著无用量）。

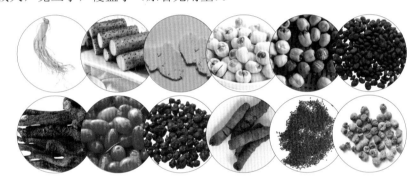

【用法】 水煎服。

【功用】 健脾温肾，涩肠止泻。

【主治】 脾肾阳虚，久泻久痢，神疲倦怠，不思饮食，舌苔淡白，脉沉细弱。

【方义方解】 本证因脾肾阳虚所致，故用人参、山药、茯苓、莲子、芡实补气健脾，补骨脂、苁蓉、巴戟天、菟丝子补肾温阳，山茱萸、五味子、覆盆子养阴敛阴。

【方论精粹】

《温病条辨》："以人参、山药、茯苓、莲子、芡实甘温而淡者补脾渗湿，再莲子、芡实水中之谷，补土而不克水者也；以补骨、苁蓉、巴戟、菟丝、覆盆、萸肉、五味酸甘微辛者，升补肾脏阴中之阳，而兼能益精气安五脏者也。"

断下渗湿汤

【方歌】

> 渗湿汤中首樗根，地榆茅术赤猪苓，
> 银花黄柏楂肉炭，血分延伤药最灵。

【方源】 《温病条辨》："久痢带瘀血，肛中气坠，腹中不痛，断下渗湿汤主之。"

【组成】 樗根皮（炒黑）30克，生茅术、生黄柏各3克，山楂肉（炒黑）、赤苓各9克，金银花（炒黑）、猪苓、地榆（炒黑）各4.5克。

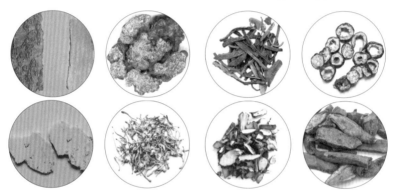

【用法】 上药用水800毫升，煎煮成300毫升，分3次服下。

【功用】 燥湿清热止痢。

【主治】 久痢带瘀血，肛中气坠，腹中不痛。

【方义方解】 本证属于脾虚湿热所致，故用樗根皮清热燥湿、收涩止泻，地榆凉血止血，山楂肉散瘀消滞，生茅术、生黄柏、猪苓、赤苓清利湿热，金银花清热败毒。诸味炒黑使用，可加强收涩之功。

【方论精粹】

　　《温病条辨》："重用樗根皮之苦燥湿，寒胜热，涩以断下，专入血分而涩血为君；地榆得先春之气，木火之精，去瘀生新；苏木、黄柏、赤苓、猪苓开膀胱，使气分之湿热，由前阴而去，不致遗留于血分也；楂肉亦为化瘀而设；银花为败毒而然。"

人参乌梅汤

【方歌】

> 人参乌梅莲子山，木瓜炙草治舌干。
> 微热微咳还口渴，实为阴伤久痢牵。

【方源】 《温病条辨》："久痢伤阴，口渴舌干，微热微咳，人参乌梅汤主之。"

【组成】 人参，莲子（炒），炙甘草，乌梅，木瓜，山药。

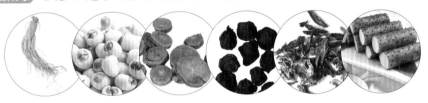

【用法】 水煎服。

【功用】 酸甘化阴，健脾止痢。

【主治】 久痢伤阴，口渴舌干，微热微咳者。

【方义方解】 本证病机为久痢不愈，气阴两伤。治宜益气养阴，扶正止痢。人参、炙甘草补气扶脾，乌梅涩肠止泻，木瓜祛湿和胃，四药合用且能酸甘化阴，莲子、山药健脾止泻。

【运用】

1. **辨证要点** 临床以形体消瘦，神疲乏力，倦怠少气，口干口渴，微热微咳，舌淡红少苔，脉细数为辨证要点。

2. **加减变化** 久泻不止加山楂炭、诃子、赤石脂，涩肠止泻；口渴引饮加石斛、玉竹、天花粉、芦根，养阴生津止渴；大便热臭加黄连，清解内蕴之湿热。

3. **现代运用** 常用以治疗久泻而证属气阴两伤和脾虚肝亢者。

肉苁蓉汤

【方歌】

> 肉苁蓉汤姜炭归，桂炒白芍参附随。
> 胃关不开由于肾，噤口须济少阴危。

【方源】 《温病条辨》："噤口痢，胃关不开，由于肾关不开者，肉苁蓉汤主之。"

【组成】 肉苁蓉（泡淡）30 克，附子、人参、干姜炭、当归各 6 克，白芍（肉桂汤浸炒）9 克。

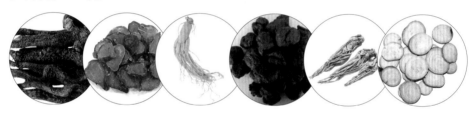

【用法】 上药用水 800 毫升，煎煮成 300 毫升，一日中分 3 次缓缓服下。如在服药后，胃口稍开，可再次煎服。

【功用】 温肾益气养血。

【主治】 噤口痢，日久不愈，下焦累虚。

【方义方解】 本证因肾虚胃阳不运所致，故用温润肉苁蓉补肾阳、益精血，附子、肉桂助阳补火，人参、干姜炭健脾温中，当归、白芍养血补阴。

【方论精粹】

《温病条辨》："兹以噤口痢阴阳俱损，水土两伤，而又滞下之积聚未清，肉苁蓉乃确当之品也；佐以附子补阴中之阳，人参、干姜补土，当归、白芍补肝肾，芍用桂制者，恐其呆滞，且束入少阴血分也。"

专翁大生膏

【方歌】

> 专翁大生沙苑胶，参苓杞味地莶芍。
> 海鲍龟鳖蛎莲芡，乌鸡猪脊并羊腰。
> 常医燥久伤肝肾，尚把胎伤三月调。
> 理法方药臻完善，进而求之引伸高。

【方源】 《温病条辨》："燥久伤及肝肾之阴，上盛下虚，昼凉夜热，或干咳，或不咳，甚则痉厥者，三甲复脉汤主之，定风珠亦主之，专翁专大生膏亦主之。"

【组成】 人参（可用制西洋参代替）、茯苓、鲍鱼、海参、莲子、阿胶、白芍、麦冬（不去芯）各1000克，乌骨鸡1对，五味子250克，羊腰子8对，猪脊髓、鳖甲（另熬胶）、龟甲（另熬胶）、牡蛎、沙苑、白蜜、枸杞子（炒黑）各500克，鸡子黄20个，芡实、熟地黄各1500克。

【用法】 以上药物除了龟甲、鳖甲、阿胶、茯苓、白芍、莲子、芡实外，分别放入4只铜锅内（忌用铁器，搅拌也用铜勺），把血肉有情之品放入两只锅内，不属于血肉有情之品的放入另两只锅内，用文火慢慢地熬炼3个昼夜，去药渣后，再熬炼6个昼夜，并逐渐把所熬得的药合为一锅，煎炼成膏状，最后再放入龟甲胶、鳖甲胶、阿胶，加入蜜一起和匀，再把方中有粉而无液汁的茯苓、白芍、莲子、芡实研为极细的粉末，与药膏一起和为丸。每次服6克，逐渐加到每次服9克，每日服3次，大约每日服30克，以服1年为度。

【功用】 育阴潜阳。

【主治】 燥久伤及肝肾之阴，上盛下虚，昼凉夜热，干咳，或不咳，甚则痉厥者。

【方义方解】 本方是根据阴生于八、成于七的道理，用三七21味药配成奇方，目的在于守阴。加味方是根据阳生于七、成于八的道理，用三八24味药组成偶方，以助滋生胎儿的阳气。古人制方，通利方大多用偶方，补益方则大多用奇方，这是根据阴阳互根的道理制定的。

【方论精粹】

《温病条辨》:"专翕取乾坤之静,多用血肉之品,熬膏为丸,从缓治。益下焦深远,草木无情,故用有情缓治。专翕之妙,以下焦丧失皆腥臭脂膏,即以腥臭脂膏补之。较之丹溪之知柏地黄,云治雷龙之火而安肾燥,明眼自能辨之。盖凡甘能补,苦能泻,独不知苦先入心,其化以燥乎?再雷龙不能以刚药直折也。肾水足则静,自能安其专翕之性;肾水亏则动而躁,因燥而躁也。善安雷龙者,莫如专翕。"

芡 实
药材档案

【别名】鸿头、卵菱、雁头、鸟头、水流黄、鸡头实、水鸡头、雁喙实。

【药材特征】本品呈类球形,多为破粒,完整者直径 5 ~ 8 毫米。表面有棕红色内种皮,一端黄白色,约占全体 1/3,有凹点状的种脐痕,除去内种皮显白色。质较硬,断面白色,粉性。气微,味淡。

【性味归经】甘、涩,平。归脾、肾经。

【功效主治】益肾固精,补脾止泻,除湿止带。用于遗精滑精,遗尿尿频,脾虚久泻,白浊,带下。

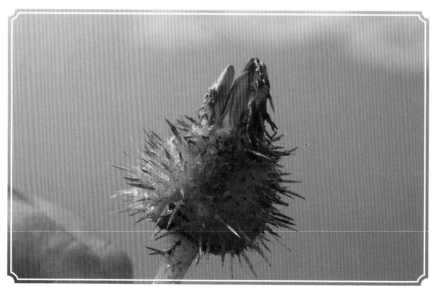

地黄余粮汤

【方歌】

> 地黄余粮防滑脱，五味收摄气陷遏。
> 固阴不应斯方奇，再加人参病即夺。

【方源】 《温病条辨》："久痢，阴伤气陷，肛坠尻酸，地黄余粮汤主之。"

【组成】 熟地黄，禹余粮，五味子。

【用法】 水煎服。

【功用】 滋阴益肾，固涩下焦。

【主治】 久痢，阴伤气陷，肛坠尻酸。

【方义方解】 本方熟地黄、五味补肾而酸甘化阴，禹余粮固涩下焦而酸可除，坠可止，痢可愈。石脂、禹余粮皆系石药而性涩，人参石脂汤用石脂而不用禹余粮，本方用禹余粮而不用石脂，因石脂甘温，人参石脂汤为温剂，禹余粮甘平，故为救之剂，无取乎于温，而取其平。

五味子

药材档案

【别名】会及、玄及、乌梅子、山花椒、软枣子。

【药材特征】本品呈不规则的球形或扁球形，直径 5～8 毫米。表面红色、紫红色或暗红色，皱缩，显油润。有的表面呈黑红色或出现"白霜"。果肉柔软，种子 1～2，肾形，表面棕黄色，有光泽，种皮薄而脆。果肉气微，味酸；种子破碎后，有香气，味辛、微苦。

【性味归经】酸、甘，温。归肺、心、肾经。

【功效主治】收敛固涩，益气生津，补肾宁心。用于久嗽虚喘，梦遗滑精，遗尿尿频，久泻不止，自汗盗汗，津伤口渴，内热消渴，心悸失眠。

参茸汤

【方歌】

> 参茸附子菟丝茴，杜仲当归一并随。
> 腰胯脊髀酸还痛，脏腑奇经肛痢全。

【方源】 《温病条辨》："痢久阴阳两伤，少腹肛坠，腰胯脊髀酸痛，由脏腑伤及奇经，参茸汤主之。"

【组成】 人参，鹿茸，附子，当归（炒），茴香（炒），菟丝子，杜仲。

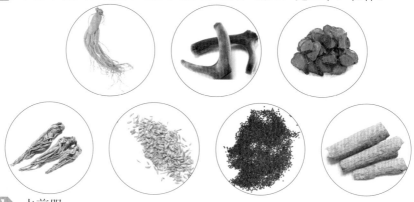

【用法】 水煎服。

【功用】 补脾肾，益精血。

【主治】 主痢久阴阳两伤，由脏腑伤及奇经，少腹及肛门下坠，腰胯脊髀酸痛。

【方义方解】 少腹坠，冲脉虚也；肛坠，下焦之阴虚也。腰，肾之府也；胯，胆之穴也（谓环跳）；脊，太阳夹督脉之部也；髀，阳明部也；俱酸痛者，由阴络而伤及奇经也。参补阳明，鹿补督脉，归、茴补冲脉，菟丝、附子升少阴，杜仲主腰痛，俾八脉有权，肝肾有养，而痛可生，坠可升提也。

本方虽说是阴阳两补，但还是偏于补阳。若患者只有少腹、肛门下坠感，而无腰脊酸痛，是阴伤偏重，可于本方中去附子加补骨脂。

参芍汤

【方歌】

> 参芍草附味苓全,治似癥瘕少腹间。
> 下焦阴阳虚不摄,可知休息痢经年。

【方源】 《温病条辨》:"休息痢经年不愈,下焦阴阳皆虚,不能收摄,少腹气结,有似症瘕,参芍汤主之。"

【组成】 人参,白芍,附子,茯苓,炙甘草,五味子。

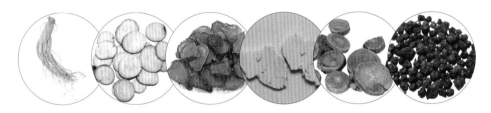

【用法】 水煎服。

【功用】 温阳补脾,和营止泻。

【主治】 休息痢,经年不愈,下焦阴阳皆虚,不能收摄,少腹气结,有似癥瘕。

【方义方解】 纯然虚证,以痢久滑泄太过,下焦阴阳两伤。气结似乎癥瘕,而实非癥瘕,舍温补其何从?故以参、茯、炙草守补中焦;参、附固下焦之阳;白芍、五味收三阴阳之阴,而以少阴为主,盖肾司二便也。汤名参芍者,取阴阳兼固之义也。

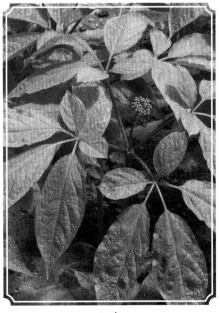

人参

加味参苓白术散

【方歌】

> 参苓白术扁豆陈，山药甘莲砂苡仁。
> 桔梗上浮兼保肺，枣汤调服益脾神。

【方源】 《温病条辨》："噤口痢，呕恶不饥，积少痛缓，形衰脉弦，舌白不渴，加味参苓白术散主之。"

【组成】 人参、扁豆（炒）各6克，白术（炒焦）、茯苓、薏苡仁各4.5克，砂仁（炒）2.1克，炮姜、肉豆蔻、桔梗各3克，炙甘草15克。

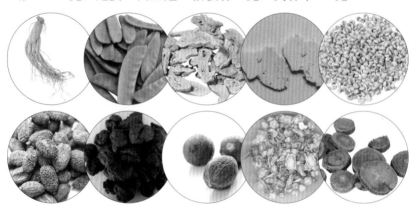

【用法】 上药为细末。每次服4.5克，用香粳米煎汤调服，每日服2次。

【功用】 健脾除湿止泻。

【主治】 噤口痢，呕恶不饥，积少痛缓，形衰脉弦，舌白不渴。

【方义方解】 参苓白术散兼治脾胃，而以胃为主，其功但止土虚无邪之泄泻而已。此方则通宣三焦，提上焦，涩下焦，而以醒中焦为要者也。方中以四君两补脾胃；加扁豆、薏苡仁以补肺胃之体；炮姜以补脾肾之用，桔梗从上焦开提清气；砂仁、肉蔻从下焦固涩浊气，二物皆芳香，能涩滑脱，而又能通下焦之瘀滞，兼醒脾胃；引以粳米芳香悦土，以胃所喜为补。